中国壮医药文库

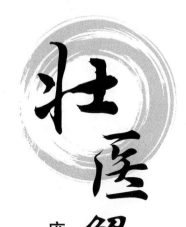

壮医

解毒七疗术

庞宇舟　主编

U0397137

广西科学技术出版社

· 南宁 ·

图书在版编目（CIP）数据

壮医解毒七疗术/庞宇舟主编.—南宁：
广西科学技术出版社，2021.12（2024.1重印）
ISBN 978-7-5551-1723-0

Ⅰ.①壮… Ⅱ.①庞… Ⅲ.①壮族—民族医学—
解毒－外治法Ⅳ.① R291.8

中国版本图书馆 CIP 数据核字（2021）第 267724 号

壮医解毒七疗术

庞宇舟　主编

策划编辑：罗煜涛		装帧设计：梁　良	
责任编辑：李　媛		责任校对：夏晓雯	
助理编辑：梁佳艳		责任印制：韦文印	

出版人：卢培钊　　　　　　　出版发行：广西科学技术出版社
社　　址：广西南宁市东葛路 66 号　　邮政编码：530023
网　　址：http://www.gxkjs.com
印　　刷：北京虎彩文化传播有限公司

开　　本：787 mm×1092 mm　1/16
字　　数：200 千字　　　　　　　印张：12.25
版　　次：2021 年 12 月第 1 版
印　　次：2024 年 1 月第 2 次印刷
书　　号：ISBN 978-7-5551-1723-0
定　　价：68.00 元

《壮医解毒七疗术》编委会

主　编：庞宇舟

编　委：（按姓氏笔画排序）

韦国彪　区佩琪　方　刚

付宇蕾　白颖璐　邢沙沙

李仁锋　李建颖　李琼谦

张青槐　陈　莹　陈秋霞

陈静芹　尚昱志　罗业浩

罗佳静　岳桂华　赵心怡

钟　璐　夏　梦　徐　晶

唐秀松　黄　安　蒋祖玲

曾振东　蓝绍航

支持基金

1. 第六批全国老中医药专家学术经验继承工作项目（国中医药人教发〔2017〕29号）

2. 第三批民族院校特色学科建设立项建设学科——壮医学（桂教民教〔2019〕3号）

3. 庞宇舟广西名中医传承工作室（桂中医药科教发〔2021〕6号）

4. 广西壮族自治区卫生健康委员会壮医应用基础研究重点实验室项目(广西中医药大学）（桂卫科教发〔2020〕17号）

5. 广西医学高层次骨干人才培养"139"计划资助项目（桂卫科教发〔2020〕15号）

6. 广西中医药大学岐黄工程高层次人才团队培育项目（编号：2021003）

序

　　广西有壮族、汉族、瑶族、苗族、侗族、仫佬族、毛南族、回族、京族、彝族、水族、仡佬族等世居民族，是一个多民族聚居的地区，也是全国中医药资源最丰富的地区之一。在各族人民长期防病治病的实践中，形成了以中医药为主，壮医药、瑶医药、苗医药等其他民族民间医药并存的多元一体的中医药体系。

　　壮医药于先秦时期草创萌芽，经历汉至隋的发展，约于唐宋之际形成了以草药内服、外洗、熏蒸、敷贴、佩挂，以及骨刮、角疗、灸治、挑针等治病方法，至今仍是壮族人民赖以防治疾病的主要手段和有效方法之一。壮医认为，人体的三道两路系统能够沟通内外、运行气血，同时也是毒邪侵犯人体的通道。壮医外治法通过药物或非药物疗法刺激人体体表分布的道路系统，直接驱毒外出，同时调整嘘（气）、勒（血）、道路及脏腑功能，恢复天、地、人三部之气的同步运行，从而治疗毒病。临床上，壮医根据毒邪侵犯的不同部位，采用不同的外治方法，如毒邪从皮毛肌肉而入，则用刮法或挑法；毒邪从口鼻而入，则用洗鼻漱口法或雾化法；毒邪从脐口而入，则用拔罐法或脐周药线点灸法；毒邪从二阴而入，多用熏洗法。当然，对于危重病情或缠绵多年不愈的痼疾，也要适当配合草药内服，如闷痧（高热神昏），使用刮痧、挑痧治疗的同时，也用鲜南蛇簕苗捣烂取汁灌服；肢节烦疼，每遇气候变化则加剧，除了用大风艾叶、山枫树叶水煎外洗，还常常配合千年健或半枫荷之类的草药内服以内外同治。

　　本书主编庞宇舟教授系壮医学学科带头人，长期开展壮医药特色疗法研究。庞宇舟教授谦虚好学、勤奋努力，通过长期的调查、挖掘和临床实践，对壮医外治疗法的解毒机制和临床应用进行深入研究与总结，最终筛选出壮医临床常用的七种外治疗法。

本书从理论到临床，系统地介绍壮医毒论和毒病理论，以及解毒疗法的治疗作用和机理，重点介绍壮医刮痧排毒疗法、壮医药线点灸清毒疗法、壮医热敏探穴针刺逐毒疗法、壮医药物竹罐拔毒疗法、壮医皮肤针祛毒疗法、壮医刺血泄毒疗法、壮医火针驱毒疗法等七种最具代表性的壮医解毒疗法的操作规范和典型病例，为广大医务工作者运用壮医解毒疗法提供了规范的操作参考，为广大患者提供了更多的治疗选择。

欣闻庞宇舟教授主编的《壮医解毒七疗术》即将付梓，感触良多。壮医的解毒疗法虽然众多，但是却鲜有系统整理成书的。本书的出版填补了壮医药解毒疗法图书出版的空白，对壮医药的传承与发展具有重要意义，故乐为之作序。

2021 年 12 月

梁繁荣，国家重点基础研究发展计划（973 计划）项目首席科学家，国家中医药领军人才（岐黄工程首席科学家），世界针灸学会联合会副主席，成都中医药大学原校长。

前　言

壮族人民在长期的医疗实践中积累了大量的医疗经验，总结形成了独具特色的民族医药文化，即壮医药。壮医药是壮族人民的智慧结晶，蕴含了壮族人民的防病、治病、康复、保健及养生思想，对壮族地区人民的生存、繁衍和健康贡献巨大，是中华民族医药的一颗璀璨的明珠。国医大师班秀文曾说："壮医药是一种民族宝藏，我不想在当地老医师过世后，后人就不知道壮族的这些辉煌医学史了。"

壮族人民主要居住于岭南地区，该地区素有"多毒"之称。壮族人民在长期的医疗实践中结合地域环境的特点，总结出"毒虚致病论"，并将其作为医疗实践的指导思想。恰如《本草拾遗》所言："岭南多毒物，亦多解毒物，岂天资之乎？"壮族人民不仅对"毒"有着深刻的认识，还善于运用解毒药物如甘家白药、陈家白药，以及解毒疗法如针刺、拔罐、刮痧等。为了使壮医解毒疗法进一步满足现代临床医疗实践需求，经过大量研究和临床验证，更为规范的七种壮医解毒疗法应运而生。

基于研究和实践编撰的《壮医解毒七疗术》主要分为上编、中编和下编三个部分。上编为"壮医毒论、毒病与解毒疗法概述"，主要系统介绍壮医毒论的源流、概念和分类，壮医毒病的概念、分类诊断和治则治法，壮医毒论理论指导下的壮医毒病防治特色和治疗优势，壮医解毒疗法的治疗作用和机理。中编为"壮医解毒七疗术操作规范"，详细介绍壮医刮痧排毒疗法、壮医药线点灸清毒疗法、壮医热敏探穴针刺逐毒疗法、壮医药物竹罐拔毒疗法、壮医皮肤针祛毒疗法、壮医刺血泄毒疗法、壮医火针驱毒疗法等七种常见壮医外治解毒疗法的适应证、禁忌证、操作规范和注意事项等。下编为"壮医解毒七疗术临床应用"，收录壮医解毒七疗术在临床上治疗毒病的典型病例和具体治疗方法。

《壮医解毒七疗术》从壮医外治解毒疗法的来源、操作规范和具体临床应用等方面首次对壮医外治解毒疗法进行整理，丰富了壮医治疗体系。本书适合壮医药工作者和广大壮医药爱好者参考阅读，有助于更加深入地认识壮医外治解毒疗法，激发广大壮医药工作者和壮医药爱好者探索和研究壮医外治解毒疗法的兴趣，可为今后不断系统挖掘整理其他壮医解毒疗法提供有益借鉴，亦可为壮医临床工作者提供临床应用参考，扩大壮医外治解毒疗法的服务范围，从而服务患者、服务社会，为建设"健康中国"贡献力量。

本书编写分工：庞宇舟、黄安、岳桂华、曾振东、蒋祖玲、方刚、陈静芹、白颖璐负责上编内容，李仁锋、徐晶、唐秀松、付宇蕾、赵心怡、罗佳静、李建颖、尚昱志负责中编内容，张青槐、邢沙沙、陈秋霞、韦国彪、区佩琪、罗业浩、蓝绍航、夏梦、钟璐、陈莹、李琼谦负责下编内容，全书由庞宇舟统稿审定。编者在本书的选材、构思、收集资料、编写、校对等过程中倾注了大量精力，由于编者水平有限，其中不足之处在所难免，望读者在阅读过程中提出宝贵意见，以便今后进一步补充修改完善。

目 录

上编　壮医毒论、毒病与解毒疗法概述

中编　壮医解毒七疗术操作规范

下编　壮医解毒七疗术临床应用

附录　壮医解毒七疗术临床应用图片

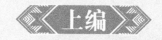

上编

壮医毒论、毒病与解毒疗法概述

一、壮医毒论概述

壮医药的挖掘整理工作始于 20 世纪 50 年代，经过 50 多年的努力，整理归纳的壮医理论体系于 2002 年获得国家认可。壮医药是中华民族传统医药的重要组成部分，由于壮族聚居的岭南地区地处亚热带，临海，雨量充沛，这样一个特殊的地理气候环境，造就了壮族独特的医药理论。壮医药伴随着壮族人民的生存和繁衍逐渐产生和发展，壮医毒论蕴藏并贯穿于壮医学的病因学、病机学、诊断学、药物学、治疗学等理论之中，是壮医基础理论的重要组成部分，随着壮医药挖掘整理工作的不断深入，有关壮医毒论的研究成果不断涌现，壮医毒论理论也进一步得到充实和完善。

（一）壮医"毒"的源流

壮族先民识毒、用毒、论毒，历史悠久。壮族是岭南地区的世居民族，有考古研究表明，其祖先可上溯至距今 5 万～4 万年。壮族聚居地区大小盆地相杂，丘陵错杂，日照充足，雨量充沛，气候温暖湿热，自然资源极其丰富，有众多有毒物质，如有毒植物、有毒动物、毒水、瘴气等。现代医学认为，岭南地区气候湿热，动植物腐败后容易产生有毒气体并可致病。壮医认为，瘴毒是引发疾病的原因，其理论与现代医学相一致。壮族先民在多毒的地理环境中生存，难免付出生命的代价。出于生存的本能，他们逐渐探索、认识、防治和利用毒，壮医毒论由此滥觞。囿于壮族历史上未形成统一的文字，诸多壮族先民识毒、用毒的经验均为口耳相传，但其悠久的历史可从古医籍文献中窥见一斑。

《淮南子·修务训》载："神农乃始教民播种五谷……尝百草之滋味……一日而遇七十毒。"专家认为，壮族地区有毒植物众多，符合"一日而遇七十毒"之说。

《神农本草经》中所载的部分毒药，如水银、雄黄、钩吻、乌头、巴豆、杏仁、班苗等在壮族地区均有出产。

晋·张华《博物志》载："交州夷名曰俚子，俚子弓长数尺，箭长尺余，以焦铜为镝，涂毒药于镝锋，中人即死。""俚子"即古代对南方某些少数民族的称呼。

晋·葛洪《肘后备急方》收录了岭南俚人防治沙虱毒、瘴毒、箭毒、蛇毒等的诸多经验。

晋·嵇含《南方草木状》载："吉利草，其茎如金钗股，形类石斛，根类芍药。交广俚俗多畜蛊毒，惟此草解之极验。吴黄武中，江夏李俣以罪徙合浦，始入境，遇毒，其奴吉利者，偶得是草，与俣服，遂解。吉利即遁去，不知所之。俣因此济人，不知其数，遂以吉利为名。"记载壮民使用吉利草解蛊毒的经验，此外还介绍了用蕹菜汁解救钩吻中毒的经验。

隋·巢元方《诸病源候论》中有岭南的致病因素是一种"恶气"，亦称毒气的相关论述。

唐·陈藏器《本草拾遗》亦载："岭南多毒物，亦多解毒物，岂天资之乎？"记载了壮族先民用菌药烧灰敷疮疥、用鸠喙解蛇毒、用蜈蚣治风毒和热毒、用石药解箭毒、用鬼臼解一切蛇毒等经验，特别值得一提的是，其中收录了壮医著名解毒药"陈家白药"和"甘家白药"。

唐·刘恂《岭表录异》载："野葛，毒草也，俗呼胡蔓草。误食之则用羊血浆解之。"记载了壮族民间使用羊血解救钩吻中毒的经验。

宋·范成大《桂海虞衡志》载："药箭，化外诸蛮所用。弩虽小弱，而以毒药濡箭锋，中者立死，药以毒蛇草为之。"化外诸蛮在这里主要指壮族。

宋·周去非《岭外代答》载："溪峒弩箭皆有药，唯南丹为最酷，南丹地产毒虺，其种不一，人乃合集酝酿以成药，以之傅矢，藏之竹筒。矢、镞皆重缩，是矢也。度必中而后发，苟中血缕，必死。"《桂海虞衡志》载："庆远、南丹溪峒之民呼为撞"，"撞"就是今天所说的"壮"，即壮族。此外，《岭外代答》还记载了壮族民间使用有毒的曼陀罗花治疗小儿积疾、使用甘蔗解箭毒、咀嚼槟榔防治瘴毒的经验。

宋·苏颂《本草图经》记载，鹅抱产于宜州一带的山洞中，味苦，性寒，具有"解蛮箭药毒"的功效。

宋·刘翰、马志等《开宝本草》载："玳瑁，主解岭南百药毒，人刺其血饮，以解诸药毒。"记载了壮族先民使用玳瑁血解毒的经验。

明·李时珍《本草纲目》记载了壮族民间使用猪腰子治疗箭毒的经验。

明·方喻《南宁府志·物产》载："鸡母，涂箭射禽兽立死。"

明·陈琏《桂林郡志》载："蛇酒，出滕县，土人尝以蛇置酒内同烧，味极香酽，能去风湿。"

清·赵学敏《本草纲目拾遗》记载，南方盛产续随子，当地土人称之为"半支莲"，用来治疗蛇虺蝎螫咬伤，立有奇验。

壮族及其先民不仅善于使用毒药，而且善于制造毒药。早在隋代，壮族先民就会从有毒的动植物和矿物中提取毒素制造毒药。如《诸病源候论》中记载了壮族先民制造的5种毒药：不强药（尚待考证）、蓝药（用蓝蛇头制成的毒药）、焦铜药（用焦铜制成的毒药）、金药（用生金制成的毒药）、菌药（用毒菌制成的毒药），这些药曾令周边的民族害怕而不敢轻举妄动。在漫长的同毒做斗争的过程中，壮族先民对毒有着特别直接的感受和深刻的认识，并运用他们的智慧总结出了丰富多彩的解毒疗伤的方法，创造了包括壮医药在内的丰富的民族文化。

梳理壮族识毒、用毒、论毒的历史过程发现，壮族对毒的认识源自先秦，各代皆有发展，至今更臻完善。最初，壮族人民将对人体健康造成威胁的东西称为毒，即毒物，如毒蛇、毒虫、毒草等。因误食、误触有毒之物出现不适症状甚至导致死亡，壮族人民便将中毒后的综合表现称为毒，即毒病，并通常以引发毒病的具体病因来命名，如蛊毒（病）、痧毒（病）、瘴毒（病）等。出于求生的本能和健康的需求，壮族人民不断积极探寻能够缓解和解除毒病症状的方法，由此产生了医疗方法和药物概念。在此过程中，壮族人民发现部分药物不仅不能治疗疾病（解毒），反而会加重病情或引发新的病证，甚至导致健康人患病，因此将此类药物称为毒，即毒药。毒药的发现在一定程度上促进了壮族人民生产、生活水平的提高，壮族人民学会利用毒药进行狩猎、战斗，甚至治疗一些特殊的疾病，他们识毒、用毒的经验由此得到积累，壮族独特的毒论体系也逐渐形成。

基于特殊的气候地理环境，壮医很早就对毒有了深刻认识，如"毒虚致百病""痧由毒盛生""排毒治病""以毒攻毒"等观点就蕴藏于壮医理论之中。随着时代的发展，壮族人民对毒的认识也不断发展，逐渐由实物升华为理论，认为毒是人体致病的主要原因，提出"毒虚致百病"之说。"毒虚致百病"论是壮族人民在长期的劳动实践中获得的认识及智慧的结晶，

"毒虚致病"学说是壮医独具特色的病因病机学说。壮医认为，毒是引发疾病的主要原因，也是病态的表现，毒进入人体后是否发病、病情的轻重和预后等与人体对毒的抵抗力和自身的解毒能力有密切关系。毒从具体形象的致病因素上升到完善的壮医理论体系——毒虚致病学说，贯穿于壮医药萌芽、形成和发展的全过程，体现于病因、病机、诊断和防治等各个方面。

（二）壮医"毒"的概念

壮医毒论内涵丰富，毒病种类繁多。壮医对毒的认识，不仅仅局限于一般意义上的毒物。壮医药专家覃保霖主任提出寒、热、风、湿、痧、疫之气过盛则化毒伤人，变生百病，将毒归结为人体致病之因。著名壮医班秀文教授指出，毒气侵犯人体，可能使人气血紊乱、脏腑不和而引发疾病。著名壮医药专家黄汉儒教授认为，所谓毒，是以其是否对人体构成伤害及伤害和致病的程度为依据和标志的。毒在壮医中主要包含四个方面的内容：一为致病原因，壮医有毒虚致百病之说；二为有毒之物，如毒草、毒树、毒虫、毒蛇、毒水、毒矿等；三为毒药与解毒药，如钩吻、曼陀罗、马钱、八角枫、蜈蚣等均为毒药，《本草拾遗》记载了壮族地区使用蜈蚣治疗风毒、热毒的经验，《岭外代答》收录了壮族民间使用曼陀罗花治疗小儿疳积的经验，表明部分毒药本身即为解毒药；四为病证，如痧毒（病）、瘴毒（病）、蛊毒（病）、风毒（病）等。

（三）壮医"毒"的分类

作为致病原因，毒有狭义和广义之分。狭义之毒指有害、有毒之物，广义之毒是一切致病因素的总称。

1. 传统分类

传统上，壮医将广义之毒分为六大类，分别是痧、瘴、蛊、毒、风、湿。

痧，又称痧气、痧毒，是最常见的一类毒邪，壮族民间有"万病从痧起"之说。早在宋代的文献中，就有壮医"挑草子"和针刺放血治疗斑麻痧的记载。《同正县志》载："痧症多因感冒暑湿而成，轻者为红痧，或掐之或刮之，或以绳绞四肢而针手足之甲根内肉，服凉草药而愈……近来有羊毛痧、蛇标痧等名目，治宜用针。染此症者，胸背之间多发现红点……"结合历代壮医对"痧"的认识及其防治经验得知，"痧"是一种暑湿、痧雾、秽浊之气夹杂而生之毒邪，其致病具有全身胀累、倦怠无力、恶心厌食、胸背部透发痧点、或吐或泻、唇甲青紫等临床特点。多因体弱气虚，外感痧毒、热毒、暑毒等发病。据文献及调查统计得知，壮医的痧病有上百种之多；流传于壮族民间的大量口碑资料表明，民间壮医对痧症的分类达数十种之多，且"刮痧""挑痧"等治疗技法在壮族地区广为流行。

瘴，又称瘴气、瘴毒，为古代岭南特别是壮族地区常见的一类毒邪。瘴气由腐烂的动物尸体及败草落叶产生，隋·巢元方《诸病源候论》认为瘴气"杂毒因暖而生"。宋·范成大《桂海虞衡志》指出："瘴者，山岚水毒与草莽沴气，郁勃蒸熏之所为也。其中人如疟状。"从"瘴"之成因和临床特点看，"瘴"可归为疫气、疠气之类的毒邪，瘴毒毒性强烈，致病后发病急骤，症若伤寒或疟疾之类。宋·范晔《后汉书·马援列传》载："出征交阯，土多瘴气。"马援南征时，"军吏经瘴疫死者十四五"，可见瘴毒为害之烈。宋·周去非《岭外代答》详细地记述了壮医对瘴的病因病机的认识："盖天气郁蒸，阳多宣泄，冬不闭藏，草木水泉皆禀恶气，人生其间，日受其毒，元气不固，发为瘴疾。"宋·范成大《桂海虞衡志》载："瘴，二广惟桂林无之。自是而南，皆瘴乡矣。""邕州两江水土尤恶，一岁无时无瘴。春曰青草瘴，夏曰黄梅瘴，六七月曰新禾瘴，八九月曰黄茅瘴。土人以黄茅瘴为尤毒。"其中，"恶气""水土"均是毒的泛称，至今壮医仍有瘴毒之称。

蛊，又称蛊毒、巫蛊。壮乡素有"蛊毒之乡"的称号。唐·刘恂《岭表录异》载："岭表山川，盘郁结聚，不易疏泄，故多岚雾作瘴。人感之多病，腹胀成蛊。俗传有萃百虫为蛊，以毒人。盖湿热之地，毒虫生之……"宋·周去非《岭外代答》载："广西蛊毒有两种，有急杀人者，有慢杀人者，急者顷刻死，慢者半年死。"明·邝露《赤雅》记载，"僮妇畜蛊"有"五月五日，聚诸虫之毒者，并置器内，自相吞食，最后独存者曰蛊，有蛇蛊、蜥蜴蛊、蜣螂蛊，视食者久暂，卜死者迟速"。另从文献记载来看，蛊毒之症状，亦可见于一些危急病证，如急慢性血吸虫病，重症肝炎，肝硬化，重症菌痢，食物、药物、毒物中毒等。

毒，此处为狭义之毒，泛指具体有毒、有害之物，主要包括以下4种。①有毒食物：如野菜、野果、野生菌类、腌制品等，误食后可致恶心、呕吐、肚痛、屙泻等一系列症状。②有毒植物：如钩吻、夹竹桃、曼陀罗、见血封喉等。有毒植物既可治疗疾病，又可引起中毒。药物中毒者常出现呕吐、腹泻、抽筋，甚至呼吸困难、昏迷、七窍出血等症。③有毒动物：如蜈蚣、眼镜蛇、金环蛇、竹叶青蛇、马蜂等，不慎被有毒动物咬伤，毒素直接侵入人体，可出现过敏、溶血、呼吸麻痹等中毒症状。④痰浊瘀毒：痰浊多由外毒损伤三道，致谷道消化失常，水谷不化；或气道不畅，津液不敷；或水道不利，水液停积而成。湿浊为患多表现为腹胀、呕吐、便溏，或咳嗽、气紧、胸闷，或水肿、身重、尿闭等。瘀血多起于有形之毒或无形之毒、跌打损伤等，伤及龙路，致血液运行失常，瘀阻龙路而成。瘀血致病多表现为肌肉萎缩、偏枯不用、唇甲青紫或局部疼痛、目诊"勒答（眼睛）"上有黑龙斑等。

风，壮医称为风毒，是壮族地区主要的致病因素之一。壮族地区四季多风，故壮医对风邪的感受和认识颇深。《廉州府志》记述："大抵岭南春夏多南风，秋冬多北风，反是则雨，故凡疾病多起于风。"壮族民间有36种风和72种风之分。风毒涉及的疾病非常广泛，壮医手抄本《此风三十六样烧图》就列举了中风、肚痛风、急惊风、哎迷风、撒手风、鲫鱼风、马蹄风、慢惊风、天吊风、看地风、弯弓风、蛇风、夜啼风、乌宿风、蚂蟥痧风、疳风、上吐下泻风等。风毒为患以抽搐、昏迷为主要表现，可出现发热、头痛、汗出恶风、咳嗽、鼻塞、流涕、肢体麻木、强直、痉挛，四肢抽搐、角弓反张、皮肤瘙痒等。

湿，又称湿毒。壮族聚居区地处亚热带，地燠湿重，阴湿多雨，《广西通志》记载："李侍制曰：春夏雨淫，一岁之间，蒸湿恒多，衣服皆生白醭，人多中湿，肢体重倦，成脚气等疾。"故壮医认为，很多疾病皆与湿毒有关。湿毒致病，伤人多隐，发病部位弥漫，若滞留于肢体骨肉，可见关节酸痛重着、头身困重、头重如蒙、肢体倦怠；若滞留于三道，可见食少、胸闷腹胀、泛恶呕吐、黄疸、水肿、腹泻、痢疾、小便清长等。

2. 现代分类

随着社会的发展，毒病种类有所改变，毒的内涵也不断丰富，如瘴毒、蛊毒已较为少见，郁毒（情志毒）引起的疾病越来越常见。现代壮医将广义之毒分为四大类：一是无形之外毒，如痧毒、风毒、湿毒、热毒、寒毒等；二是有形之外毒，如蛇毒、虫毒、食毒、药毒、矿毒、水毒等；三是无形之内毒，如郁毒（情志毒）；四是有形之内毒，如痰毒、瘀毒、浊毒等。

无形之外毒，如痧毒、风毒、湿毒、热毒、寒毒等，多由自然界所化，痧毒、风毒、湿毒的致病特点如上所述。热毒为南方常见致病因素之一。壮族地区由于地卑土薄，气候湿热，故阳燠之气常泄。《岭南卫生方》载："阳气常泄，故四时放花，冬无霜雪，一岁之间，暑热过半，穷腊久晴，或至摇扇。人居其间，气多上壅，肤多汗出，腠理不密。"说明岭南气候炎热，居其间者多热疾。《上思州志》也指出："界极边之区，山荒土薄，一岁之间暑热过半，五六七月岚瘴更盛，热病甚多。"可见，壮族地区气候炎热，四季不明，暑热交织，易酿成热毒。若烈日之下，长时间露天作业，或工作环境闷热，皆易感受热毒而患病，从而出现高热、恶热、喜冷、脉数、多汗、头目昏晕、心烦闷乱之热毒症。岭南地区气候炎热，寒毒本不多见。但随着社会发展，人民生活水平不断提高，制冷设备走进千家万户，改变了人们的饮食和生活习惯。人们开始嗜食冷饮，久处空调居室，寒毒因此成为现代人常见的致病因素之一。寒毒伤人，易出现恶寒、发热、头痛、脉浮紧、无汗、泄泻等。

有形之外毒，如蛇毒、虫毒、食毒、药毒、矿毒、水毒等，均来自自然界。壮族地区气候温暖，雨水充沛，自然资源丰富，有多种多样的毒蛇、毒虫、毒药、毒矿、毒水、有毒食物等。不慎被毒蛇、毒虫咬伤或误食毒药、毒矿、毒水、有毒食物后可出现恶心、呕吐、肚痛、腹泻、抽筋、过敏，甚至呼吸困难、昏迷、七窍出血等症。

无形之内毒，如郁毒（情志毒）等，多由情志不畅所化。郁毒致病多表现为失眠、情绪低落、多疑、疲乏、反应迟钝、注意力不集中、记忆力下降、头痛、食欲不振等症，严重者可出现自残或伤害他人等行为。

有形之内毒，如痰毒、瘀毒、浊毒等，多由外毒损伤三道两路或跌打损伤所致。痰毒致病多表现为咳嗽、胸闷、呕吐等症；浊毒致病多表现为头昏、四肢沉重、肢体关节漫肿、便溏等症；瘀毒致病多表现为肌肉萎缩、偏枯不用、唇甲青紫或局部疼痛、目诊勒答（眼睛）上有黑龙斑等。

（四）壮医"毒"的致病机理

壮医认为，毒作为最常见、最主要的致病因素，其致病机理可以概括为"有形之毒易伤三道，无形之毒常阻两路"。

三道即谷道、气道和水道，是人体开放的三条通道，外与自然界相通，内与脏腑相连。有形之毒侵袭人体，多由三道而入。如误食毒药、毒食、毒水等，毒邪由谷道而入，咪隆（脾）、咪胴（胃）、咪虽（肠）受损，水谷运纳失常可出现腹痛、腹泻、呕吐等谷道疾病症状；痰浊之毒阻于气道，易伤咪钵（肺），气道升降功能失常，可出现咳嗽、咳痰、气喘等气道疾病症状；内生浊毒流注水道，易犯咪腰（肾）、咪小肚（膀胱），水道进出异常，可出现尿浊、尿血、尿痛、阴部瘙痒等水道疾病症状。

两路即龙路、火路，是人体相对封闭的两条通路，有干线，有网络，遍布全身，外达体表，内连脏腑，既是人体嘘（气）勒（血）运行的通道，也是毒邪进出人体的通路。无形之毒侵袭人体，多由两路而入，且易瘀阻于两路，如风毒、湿毒、热毒袭人，多从人体体表的龙路、火路网络而入，邪滞两路，气血运行失常，信息传导阻滞，则皮肤可出现丘疹、水疱、感觉异常等龙路、火路疾病的症状；人体情志不畅，嘘（气）勒（血）运行失调，瘀阻于龙路、火路，易致人体天气不降，或地气不升，或人气不和，从而导致三气不能同步，可出现情绪低落、多疑、反应迟钝、注意力不集中、记忆力下降等龙路、火路疾病的症状。

（五）壮医毒论理论及临床指导意义

壮医在对"毒"的认识的基础上，结合临床实践深入研究，总结提炼出壮医毒论的基本理论和毒病治疗原则。

（1）毒论病因观：毒邪源于内外，分有形之毒和无形之毒。

（2）毒论病机论：有形之毒易伤三道，无形之毒常阻两路。

（3）毒病治疗原则：内治解毒去病因，外治解毒引毒外出。

在此基础上提出"从毒求因、以毒辨病、辨毒设法、解毒施治"四位一体的壮医毒论应用理论。壮医毒论的应用提倡以毒辨析致病原因，按因毒致病理论分析发病机理，依据临床表现辨别毒病类型，并施以相应的解毒疗法，依据不同的解毒疗法选择相应的壮医外治疗法或内服疗法开展治疗。

壮医毒论是壮医基础理论的重要组成部分，在壮医药工作者不断实践与总结的过程中逐步形成，贯穿于壮医认识疾病的全过程，体现在病因、病机、诊断和治疗等各个方面，因此壮医毒论对壮医临床实践具有十分重要的指导意义。

二、壮医毒病概述

（一）壮医"毒病"的概念

壮医"毒病"是由毒引发或以毒为主要病因的疾病的统称。据文献记载和实地调研发现，壮医的病证名称多达数百种，其中以"毒"命名的疾病最为普遍。以"毒"命名疾病，体现了壮族人民对疾病病因的深刻认识，也是壮族人民根据病因对疾病进行分类的一种方式。壮医基础理论提出毒虚致百病，毒和虚是导致疾病发生的最主要因素。

壮医认为，人体是一个有机整体，其各个组成部分是不可分割的。在生理上，人体的巧（天）、廊（人）、胴（地）三部与自然界同步运行，制约化生，生生不息。人体谷道、水道、气道畅通，龙路、火路无阻，则嘘（气）、勒（血）得以运行，脏腑、夺（骨）、诺（肉）、肢节百骸皆得以涵养，则人体无病。在病理上，若正气不足，痧、瘴、蛊、毒、风、寒、湿、热等诸毒邪内侵，龙路、火路、水道、谷道、气道不畅，脏腑骨肉失衡或失养，天、地、人三气不能同步，则百病丛生。由于谷道、水道、气道相互沟通，龙路、火路网络相连，体内脏腑、巧坞（大脑）病变可反映于体表，即"有诸内必形诸外"。因此，凡痧毒、瘴毒、蛊毒、风毒、脓毒、毒物及正气失常之嘘（气）郁和勒（血）滞所导致的病理改变，一般都属毒盛的范畴。

毒邪内盛而正气未衰，正气奋起抗击毒邪，故病势较为亢奋、急迫，常以剧烈疼痛等邪正剧烈相争的症状为突出表现。但由于毒邪的性质、侵袭和停积的部位及致病的病理产物存在差异，各种毒病表现出的症状和体征亦不同，所以很难以个别症状和体征作为毒盛的诊断依据。一般新起感邪、暴病，病情激剧，病势危急，具有以有余、结实、亢盛、密闭等为特征的症状和体征，多为毒盛，所谓"有余者为毒盛"。人体正气主要包括嘘（气）、勒（血）、水液、阴阳等，故嘘（气）虚、勒（血）虚、水液亏虚、阳衰、阴衰等，都属于正虚的范畴。根据正气虚损的程度不同，临床又有不足、亏虚、虚弱、虚衰、亡脱之类的模糊定量。以虚为主的病变，机体内脏和三道两路功能不足，故病势较缓，常以寒热不著等一派虚弱证候为突出表现。一般缓起、久病、病情缓、病势缓、体质弱，具有以不足、松弛、衰退、开泄等为特征的症状和体征，多为正虚，所谓"不足者为正虚"。

（二）壮医"毒病"的分类

壮医"毒病"的命名具有岭南民族特色，传统壮医以致病之毒来命名疾病，现代壮医则根据毒邪侵袭三道两路的不同对毒病进行分类。壮医对"毒病"的命名，不仅体现了壮族对"毒病"病因、病机的深刻认识，而且是一种最直接明了的归纳疾病的方式。

1. 以致病之毒命名

传统上，壮医根据"毒"的种类不同，将毒病分为痧毒（病）、瘴毒（病）、湿毒（病）、风毒（病）、蛊毒（病）、寒毒（病）、热毒（病）、无名肿毒（病）等类别，每个类别又可分为许多更具体甚至十分形象的病证。如痧毒（病）分为热痧、寒痧、蚂蟥痧、标蛇痧、红毛痧、闷痧等；瘴毒（病）分为青草瘴、黄茅瘴、冷瘴、热瘴、哑瘴、烟瘴、岚瘴、毒气瘴等；蛊毒（病）分为虫蛊、食蛊、水蛊、气蛊等；风毒（病）涉及的疾病更为广泛，有36种风和72种风之分。

痧毒（病）的病因主要是痧毒、热毒、暑毒或饮食不当。主要发病机理是外感痧毒、热毒、暑毒，邪毒内阻三道两路；或饮食不当，内伤谷道，以致毒郁于内，毒正交迫，发而为痧。本病多由外感痧毒、热毒、暑毒等而发。临床以全身胀累、头昏脑涨、胸腹烦闷、恶心、倦怠无力、胸背部透发痧点，甚则昏迷、四肢厥冷，或吐或泻、或寒或热、或胀或痛、或唇甲青紫为主要表现。壮医对痧症的分类达上百种，涉及内科、外科、妇科、儿科等。按发病缓急，分为轻痧麻和重痧麻；按兼症，分为哑巴痧、绞肠痧、痧麻夹色、标蛇痧等；按性质，分为寒痧、热痧、暑痧、风痧、阴痧。临床上习惯只分热痧、寒痧、蚂蟥痧、红毛痧、标蛇痧等。

　　瘴毒（病）是古代壮族地区的常见病、多发病，其病因主要是各种植物落叶、败草、动物尸体腐烂而产生的瘴毒。主要发病机理是瘴毒入侵人体，直伤正气，继而毒邪留伏，三道两路不通，三气不能同步，阴阳失调所致。壮族民间又称鸡鬼、闷头拜，即疟疾。以间歇性寒战发冷、高热、出汗为特征。有每日发作、间日发作和三日发作几种。表现为寒战、发热、头痛、口渴、全身出汗、体温下降、疲乏不堪、昏昏欲睡。本病恶性发作，可出现头部剧痛、昏迷、抽搐、精神失常、胡言乱语等，甚至危及生命。宋·范成大《桂海虞衡志》将瘴疾分为青草瘴、黄梅瘴、新禾瘴、黄茅瘴等。瘴在现代已少见，但某些疾病只要表现为瘴的特征，仍可按瘴进行辨治。

　　蛊毒（病）的病因主要是蛊毒（有毒之物或毒素）。主要发病机理是蛊毒入侵，直伤三道两路，致三气不能同步而致病；或饮食不节、情志所伤、虫毒入侵，损伤水道和谷道，致三气失衡而致病。壮乡素有"蛊毒之乡"的称号，广西北部的壮族地区把蛊称作"发"和"弄"，南部的壮族地区则称为"噩害（五害）"和"闷"。蛊毒伤人，症状复杂，变化不一，病情一般较重，可见咽喉肿痛，不能吞饮；或面目青黄，日渐羸瘦；或胸有溃物，咳嗽时作；或胸腹胀鼓，肢体麻木；或痛楚难堪，形神萧索；或风鸣于皮膏，或气胀于胸膛。有些则是身体发冷发热，手脚烦痛，吐逆无时，小便黄赤，腹胀闷，胸中痛；甚至绞肠吐逆，十指皆黑，口水不沉，嚼豆不腥，含矾不苦；或心腹绞痛，面目青黄，吐水而脉沉。亦可见于一些危急病证，如急慢性血吸虫病、重症肝炎、肝硬化、重症菌痢、食物中毒等。

　　风毒（病）的病因主要是风毒。主要发病机理是风毒入侵，走窜或内结于体内，致龙路、火路受阻，气血运行不畅而致病。壮医风毒所致病证以抽搐、昏迷为主要表现，由于风毒闭阻龙路、火路，可出现发热、头痛、汗出恶风、咳嗽、鼻塞、流涕，或肢体麻木、强直、痉挛，四肢抽搐、角弓反张，皮肤瘙痒，目诊可见脉络散乱等。

湿毒（病）是壮族地区的常见病，主要病因是冒雨涉水、久处湿地等。主要发病机理是湿邪为患，黏滞不化，阻于三道两路，道路不畅，气机失调，三气不能同步而致病。《素问·异法方宜论》载："南方者，天地所长养，阳之所盛处也，雾露之所聚也。"壮族聚居区地处亚热带，气候炎热，阴湿多雨，故壮医认为，很多疾病皆与湿毒有关。湿毒致病，若滞留于肢体骨肉，可见头身困重、倦怠、头重如蒙、肢节疼痛、关节酸痛重着；若滞留于三道，可见食少、胸闷腹胀、泛恶呕吐、黄疸、水肿、腹泻、痢疾、小便清长、勒答（眼睛）脉络浑浊。

2. 以侵袭部位划分

根据毒损害的部位不同，可将"毒病"分为气道毒病、谷道毒病、水道毒病、龙路毒病、火路毒病和其他毒病六类。

气道毒病，指毒邪损害气道，影响气道正常功能而出现呼吸及相关方面障碍的一系列疾病。病因病机为风、寒、湿等外来毒邪从肌肤或口鼻而入，邪犯气道，伤及咪钵（肺），气道升降功能失常而致病；或痰毒、浊毒等内生毒邪结聚于咪钵（肺），气道升降功能失常而致病。临床上常见咳嗽、咳痰、咽痛、胸闷、气喘等症。

谷道毒病，指毒邪阻滞谷道，影响谷道功能而出现消化、吸收方面障碍的一系列疾病。病因病机为外来之毒侵袭谷道，或内生之毒伤于谷道，咪隆（脾）、咪胴（胃）、咪虽（肠）受伤，水谷纳运失常而致病。临床上常见食欲不振、腹痛、腹胀、泄泻、便血等症。

水道毒病，指毒邪阻滞水道，影响水道功能而出现水液代谢方面障碍的一系列疾病。病因病机为内外之毒伤及咪腰（肾）、咪小肚（膀胱），水液疏泄失常而致病。临床上常见水肿、小便失常等症。

龙路毒病，指毒邪黏附龙路，致脏腑、肌肉、关节失于濡养所致的一系列疾病。病因病机为外来或内生之毒犯于龙路，致龙路受阻或受损，气血运行失常，三气不能同步而致病。临床上常见肌肉萎缩、关节活动障碍等症。

火路毒病,指毒邪阻滞火路,致感觉传导障碍,出现感觉异常或缺失的一系列疾病。病因病机为外来或内生之毒伤于火路,致火路气滞或火路瘀阻、拘急、不荣,火路传导失常,三气不能同步而致病。临床上常见疼痛、麻木、感觉缺失等症。

其他毒病,指毒邪结聚于三道两路以外的脏腑、器官、组织等部位,致人体天、地、人三气不能同步而致病,如慢性盆腔炎、中风、癫狂等。

（三）壮医"毒病"的诊断

壮医对毒的认识较早,由于毒涉及壮医的病因病机,临床中有关毒虚致病的客观指标,即阳性体征,往往通过壮医诊法反映出来,包括望诊、脉诊、目诊、腹诊和指诊等。浊气上熏,邪毒犯身,瘴毒积聚于体内多成痧气,壮医通过观察面部皮肤颜色和斑点、毛发、口唇的颜色等判断痧气的种类、病情的轻重。邪毒初犯人体,患者表现为发热身重、头晕眼花、胸脘胀闷、恶心欲吐,刮其前胸,可见泥鳅样痧形隆起,称为泥鳅痧;痧毒较重,则头昏头痛加剧、胸腹满闷或大吐,刮其胸部,可见蚂蟥样痧形隆起,称为蚂蟥痧;痧毒严重者,可见大汗淋漓、口唇青紫、四肢拘挛,称为绞肠痧。壮医关于中毒的诊断,文献早有记载,隋·巢元方《诸病源候论》记载了岭南俚人的 5 种毒药及中毒诊断方法。

有诸内必形诸外。壮医认为,人体是一个有机整体,其各个组成部分是不可分割的。在生理上,人体的巧（天）、廊（人）、胴（地）三部与自然界同步运行,制约化生,生生不息,人体的谷道、水道、气道畅通,龙路、火路无阻,则嘘（气）、勒（血）得以运行,脏腑、夺（骨）、诺（肉）、肢节百骸皆得以涵养,则人体无病。在病理上,若正气不足,痧、瘴、蛊、毒及风、寒、湿、热等诸毒邪内侵,谷道、水道、气道、龙路、火路不畅,脏腑骨肉失衡或失养,天、地、人三气不能同步,则百病丛生。由于谷道、水道、气道相互沟通,龙路、火路网络相连,体内脏腑、巧坞（大脑）病变可反映于体表,即"有诸内必形诸外"。如壮族称眼睛为"勒答（眼睛）","勒答（眼睛）"是天地赋予人体的窗口,是天、地、人三气精华之所系,人体脏腑之精皆上注于目,凡人体内部脏腑、嘘（气）、勒

（血）、谷道、水道、气道、龙路、火路、"巧坞"功能状况，通过目诊可获得相对准确的信息。壮医目诊专家黄老五总结的目诊规律："着色深浅判新久，弯曲频率别轻重，脉络浑浊有湿毒，脉络散乱为风毒，脉络近瞳属于火，脉络靠边属于寒，黑斑属瘀蓝为虫。"此外还可以通过望诊（望神、望面、望耳、望鼻、望唇、望咽喉、望皮肤、望"三道"废物）、舌诊、甲诊、指诊、闻诊、询诊（询寒热、汗、痛、饮食、二便、睡眠、专科等）、按诊、脉诊（壮医脉诊法主要有三指四肢脉诊法、单指脉诊法、六指同步按诊法）等推断正之盛衰、毒之轻重和属性。

（四）壮医"毒病"的治疗原则

壮医以"解毒"为"毒病"的治疗原则，根据毒邪致病的特点，可归纳为"内治解毒去其病因，外治解毒引毒外出"。

毒邪为患，病情复杂多变，但总不离一个"毒"字，毒邪既是致病原因，又是发病机要。因此，临床上治疗毒病，重点着眼于解毒，采用相应的内服、外治方法，遵循"内治解毒去其病因，外治解毒引毒外出"的"内去外引"治疗原则，便能毒解病愈。

毒邪袭人，或伤三道，或滞两路，致使三气运行失调，脏腑功能受损。毒因不同，所致毒病亦不同，针对毒病之因，内服壮药汤剂消除病因，则毒病的发病机制自然就被阻断。如湿毒病患者，感受湿毒后头身困重、倦怠乏力，可通过内服方药祛除湿毒之邪，使毒去病愈。

人体的龙路、火路遍布全身，内连脏腑、外达体表，既是嘘（气）、勒（血）、精、津等营养物质输布滋养脏腑骨肉的通道，又是毒邪进出人体的通道。因此，外治疗法通过药物或非药物刺激，直接作用于龙路、火路在体表的网结，疏通龙路、火路，给毒邪以出路，既可直接引毒外出，又能调整嘘（气）、勒（血）、脏腑功能，恢复天、地、人三气的同步运行，从而达到治病的目的。如痧毒引起的头晕头痛、胸脘胀闷等，可采用壮医挑法和刮法，直接从体表引毒外出，使毒去病愈。

（五）壮医"毒病"的治疗方法

壮医认为一切疾病皆由毒气侵犯所致，故治疗上一定要以祛毒为先。壮医治疗毒病的方法众多，主要包括内治法和外治法，即通过内治祛毒和外治排毒两方面来达到解毒的目的。临床运用中重视内治、擅长外治，总结出壮医对毒病"讲究内治，更重视外治，以外治为主，偏重祛毒"的防治特点。

1. 内治法

内治祛毒，主要通过服用解毒壮药，上疏气道，中解谷道，下利水道，疏解龙路、火路，使毒邪化解排出而达到祛毒目的。

内治方面，在选方用药上特色显著，多选用作用大、功效快的药品，且常用鲜品，如治疗瘴毒。临床上常根据痧、瘴、蛊、毒、风、湿等不同的毒邪选用不同的药物，按主、帮、公、母、带的配伍原则组方，且组方精炼，主张专病专方专药。用药讲究简、便、验、捷，往往只投六七味药，甚至单味药组方，即使是复方，也很少超过十味药。多选用作用大、功效快的药品，药少功专，突出治疗主症，易于见效；药多而杂，反而影响疗效。如瘴毒用大风艾、黄皮叶、紫苏、鸭胆子根、金丝草、大青叶根、青蒿、槟榔；痧毒用山芝麻、金银花、板蓝根、黄皮果；瘀毒用田七、桃仁、赤芍；谷道毒病，如胃痛用山白虎胆、一支箭、过江龙、金不换；气道毒病，如痨病用不出林、铁包金、石油菜、穿破石、黑吹风；热毒、火毒引起的疮肿，用两面针、半枝莲、大青叶、七叶莲；湿毒引起的谷道病和水道病，轻者用防己、土茯苓、猪苓、白术等药为主以调气排毒，重者用连翘、野菊花、雷公藤根、车前草、土黄芪、土茵陈，甚者加水牛角、熊胆木等。

2. 外治法

壮医外治则通过药物或非药物方法对体表龙路、火路的特定部位进行刺激，疏通龙路、火路之瘀滞，一方面直接驱毒外出，另一方面调整嘘（气）、勒（血）、脏腑功能，恢复天、地、人三气的同步运行，从而达到治病目的。几乎所有的毒病都可采用外治法，一般的病证仅用外治即可奏效，较重的病证多内服外治并用。常用的壮医外治法有十多种。

（1）壮医药线点灸疗法。

采用经过壮药液泡制的苎麻线，点燃后直接灼灸患者体表的一定穴位或部位的方法。该疗法以温热作用和药效刺激穴位，通过经络传导刺激，疏通龙路、火路气机，调整气血平衡，使人体各部功能恢复正常，三气复归同步，从而促使疾病痊愈和人体正气恢复。对风毒病、热毒病、湿毒病等有较好的临床疗效。

（2）壮医刮法。

使用瓷碗、骨弓等器具或药物在患者身上进行刮治的方法。通过刮治，能够有效疏通体表龙路、火路的阻滞，使毒邪透散出体外，从而达到治疗目的。可用于治疗痧毒病、风毒病、湿毒病等。常用的药刮法的材料有卜芥、野芋头、水兰青、芭蕉根等，常用的骨弓刮法的材料有马等兽类的肋骨。四时外感邪毒引起的杂症，多采用骨弓刮治，根据不同的疾病，在患者背部、肩棱、肘弯、腘窝等部位进行刮治，以达排毒之功。热毒实证，壮医常用芭蕉根蘸石灰水刮治；邪毒深入，则用山芋根刮治；其他病证，亦采用各种药物根茎刮治。

（3）壮医药物竹罐疗法。

用煮沸的壮药液加热特制的竹罐，再将竹罐趁热吸拔于治疗部位上的方法。拔罐时，负压吸拔的良性刺激，加上拔罐部位药液的透皮吸收，以及热敷作用，具有祛风除湿、温经通络、活血舒筋、散寒止痛、消肿祛毒的功效，能够疏通龙路、火路气机，祛邪排毒，从而使人体恢复健康状态。对风毒、湿毒阻塞人体三道两路引起的腰腿痛、肢体麻木、半身不遂等有较好的疗效。该法常用于治疗湿毒病、热毒病等。

（4）壮医针法。

壮族民间常用的一种疗法，主要通过针具刺激体表龙路、火路网结，疏通网络阻滞，鼓舞正气，逐毒外出。根据针具与治疗手法的不同分为十多种，广泛用于临床各科。

①针刺疗法：根据毒侵犯和滞留的部位、毒之轻重和深浅缓急等施针，有较好的调气解毒功效，在壮医临床上使用广泛。

②陶针疗法：将陶瓷片洗净，轻击成锋，消毒备用。轻刺轻扬，一刺即去，刺激部位有发旋、主脊、夹脊、肩环、骶骶、脐行、手足六关与手足六棱

等 40 多个。

③火针疗法：将针尖烧红后迅速刺入体表，主要用于治疗湿毒病、蛊毒病等。

④针挑疗法：采用大号缝衣针或三棱针作为针具，挑刺体表一定部位，主要用于治疗痧毒病、热毒病、风毒病、湿毒病等。

⑤梅花针疗法：以梅花针叩刺浅表皮肤，根据病情的不同，分为轻、中、重三种刺激手法，主要用于治疗湿毒病、热毒病、风毒病等。

此外，还有麝香针、挑痔、挑疳等多种针法。

（5）壮医药物熏洗疗法。

在壮医理论指导下，配伍解毒壮药，煎取药液，令患者坐于围布棚中，趁热熏蒸皮肤患处，待药液温度适宜后再行沐浴。主要通过温热作用和壮药有效成分的透皮吸收来祛除毒邪，调整人体气血使其恢复平衡，人体正气恢复而痊愈。常用于治疗外感、内伤、风湿、麻痹、急痧等证。外用药的使用禁忌相对较少，故一般外洗方配伍药物较多，药多力宏。本法的适应证较广，可用于治疗瘴毒病、痧毒病、风毒病等。

（6）壮医佩药疗法。

在壮医理论指导下，选用一些馥郁透串性药，以丝线串系或制成药包，佩挂于颈项或戴于手腕、胸腹及治疗部位的一种疗法。佩药疗法利用药物的特殊气味，通过口鼻或皮肤吸收，驱邪外出，疏通三道两路，平衡气血，使人体各部功能恢复正常，使天、地、人三气同步，从而达到治愈疾病或使疾病好转的目的。可用于防治风毒病、瘴毒病、湿毒病、热毒病等。体弱多病的儿童、妇女及老人，可多用佩药法防治时疫之毒或治疗一些慢性病。

（7）壮医敷贴疗法。

壮医善用草药敷贴，根据不同毒邪，选取各种鲜壮药捣烂，连同药汁敷贴患部，也可制成药膏、药散，以备随时使用。该法主要通过药物直接透皮吸收作用于患处，以祛邪排毒，疏通三道两路，使三气复归同步，从而达到治疗目的。常用于治疗热毒病、湿毒病、风毒病等。

（8）祛秽消毒法。

选用橘子叶、黄皮叶、苦楝叶、乌柏叶、枫叶、金银花叶或藤等，加水煎煮医具，医者盥手，或冲洗患部、伤口，以达到消毒的目的。然后依法施术，或加敷外用药物治疗。

（9）隔离更衣法。

时疫之毒流行时，染病之家常谢绝串门，各村之间暂不交往，实行群体隔离。壮族人民远归，常停留于村舍之外，待家人提篮装衣前去，将换下的衣物或蒸或煮，意在祛秽解毒，有益于卫生保健。

（10）角吸疗法。

采用黄牛角、山羊角等作为工具，按病证选定治疗部位，用投火法或闪火法将角筒迅速拔吸于体表，以达到排毒的目的。

（11）挟捏法。

术者屈曲示指和中指，以指关节侧挟捏患者头额、颈项、胸背、肘弯、膝弯等部位，从而达到排毒的目的，常用于治疗风毒病、湿毒病等。

三、壮医毒论指导下的毒病防治特色

壮医毒论来源于壮医临床，是壮医药工作者智慧的结晶，运用壮医毒论指导毒病防治，其特色与优势主要有以下几个方面。

（一）辨病为主

虽然疾病病情复杂，但是每个病必然有其病因病机规律，其中必定有一个最基本、最核心的病机决定疾病的发生、发展、变化与转归，也决定了该病的治疗方法。

壮医毒病病种繁多，病因、病情复杂，临证时从辨病入手，抓住核心病机，不仅可以提高诊断的准确性，而且可以加强治疗的针对性，从而提升临床疗效。如痧毒病虽分类众多，但有其独特的一组症状和体征，临床主要表现为全身困倦、酸胀，头晕，不思饮食，潮热，畏寒，指甲瘀青，胸背部出现痧疹、痧斑。痧疹与痧斑是痧毒病最独特的临床表现，临证时首先可根据痧疹与痧斑辨明疾病——痧毒病，抓住痧毒病的核心病机——痧毒、暑毒、热毒等阻滞三道两路，明确痧毒病的治疗原则——祛痧毒、通道路，然后根据不同的临床表现辨别证型，如蚂蟥痧、标蛇痧、绞肠痧、红毛痧、羊毛痧等，最后确定治法、用药。如此便可提纲挈领，化繁为简，此所谓抓核心病机辨明毒病。

（二）解毒为要

解毒是壮医治疗疾病的大法，更是治疗毒病的首要法则。壮医毒病的病种繁多，病因各异，病机多样，但其病因均可归结为毒，病机均可概括为毒邪损害人体。因此治疗毒病应通过内服、外治等解毒诸法化解毒邪、祛除毒邪，毒去则人体三道两路畅通，三气同步，阴阳复归平衡，人体自安。壮医毒论基础理论指出，治疗毒病应遵循"内治解毒去其病因，外治解毒引毒外出"的原则，强调以"祛邪毒"为正治之法。

（三）用药针对性强

壮医毒论应用理论指出，应依据毒病的特点选择相应的壮医外治法或内治法进行解毒治疗。壮医在治疗毒病的临床实践中，根据不同的毒因，总结出了不同的解毒药，使治疗用药更具针对性，从而提高临床疗效。

如痧毒引起的疾病，常用山芝麻、金银花、板蓝根、黄皮果、铁冬青、大青叶、一点红等；瘴毒引起的疾病，常用青蒿、槟榔、马鞭草、半夏、旱莲草、黄皮叶等；蛊毒引起的疾病，常用岗稔根、金不换、古羊藤、半边莲、九节风、穿破石、五指毛桃、千斤拔等；风毒引起的疾病，常用葫芦茶、木黄连、板蓝根、夏枯草、金银花藤、白花草等；湿毒引起的疾病，常用海风藤、老鹤草、五加皮、常青藤、桑枝、鸡骨草、红背叶、山芝麻、鬼针草、田基黄等；各种中毒常选用不同的解毒药，如药物中毒常用金银花、余甘子、阳桃、甘蔗汁、绿豆水等，食物中毒常用赤小豆、马齿苋、雷公根、火炭母等，蛇虫毒常用蛇总管、了刁竹、石菖蒲、金银花、半边莲等。

气道毒病常用一箭球、大叶桉叶、木蝴蝶、无患子、水蜈蚣、石仙桃、龙利叶、罗汉果等；谷道毒病常用山扁豆、芒果、荞麦、番木瓜、黄皮果、橘红珠、金钗股等；水道病常用土甘草、小石韦、五爪金龙、扛板归、狗泡草、荠菜等；龙路毒病常用土牛膝、龙须草、朱砂根、丢了棒、卷柏、排钱草、野烟叶等；火路毒病常用入地金牛、山竹青、扶芳藤、伸筋藤、徐长卿、鹰不扑等。

（四）外治方法众多

壮医解毒治病讲究内治，注重外治，以外治为主，形成了一系列的外治方法。

如治疗痧毒病常用壮医挑痧法、壮医刮痧法、壮医捏痧法、壮医绞痧法、壮医草药熏蒸外洗法等；治疗瘴毒病常用壮医佩药法、壮医针刺法、壮医药线点灸法、壮医药物竹罐法等；治疗蛊毒病常用壮医灸法、壮医针刺法等；治疗湿毒病常用壮医针挑法、壮医药物竹罐法、壮医药线点灸法等；治疗食物药物中毒常用壮医针刺法、壮医药线点灸法等。

治疗气道毒病常用壮医针刺法、壮医药线点灸法、壮医药物竹罐法、壮医佩药法等；治疗谷道毒病常用壮医药线点灸法、壮医针刺法、壮医灯火点灸法等；治疗水道毒病常用壮医药线点灸法、壮药熏洗法等；治疗龙路、火路毒病常用壮医针刺法、壮医药线点灸法、壮医药物竹罐法等。

（五）重视防毒

壮医主张有病早治，无病早防，已发病者及时治疗。壮医在长期的实践中意识到防重于治，特别强调"未病先防"，并积累了丰富的防毒方法和经验。

（1）药物防毒法。

为了御毒防病，壮族先民总结出了丰富且颇具特色、行之有效的药物防毒方法和经验，如药物内服、熏洗、敷贴、佩挂等。奇特的卫生民俗——鼻饮，就是壮族民间流传的利用药物洗鼻或雾化吸入以预防时疫疾病的方法。汉代的《异物志》载："乌浒，南蛮之别名，巢居鼻饮。"后晋《旧唐书》载："乌浒之俗，相习以鼻饮。"鼻饮是煎取某些壮药液令患者吸入洗鼻，或蒸煮壮药产生气雾，令患者吸入，以达到凉脑快膈、抵御瘴毒和防暑降温的目的。壮医至今仍在使用洗鼻及雾化吸入法，对鼻病、喉病等呼吸系统病证有较好的疗效。佩药则是另一种颇具特色的民俗。每年春夏季，壮族民间习惯将艾叶等草药扎成药把挂于门旁或放置房中，利用其芳香气味开窍化湿，以辟秽祛瘴，防止毒邪侵入体内；在瘴疠流行的季节，村寨无论男女老幼，均佩挂药囊并在居室内焚烧苍术、艾叶等药，涂搽雄黄酒，以避邪防瘴；家中若有未成年或体弱多病的孩童，则令其佩挂各种香药制成的药囊，以扶正祛瘴。这种佩药防瘴习俗一直沿用至今。如《靖西县志》载："五月五日，家家悬艾虎，挂蒲剑，饮雄黄酒，以防疠疫。"壮族人民还常吃黄瓜、辣椒、姜黄等以预防瘴气发生，尤以嚼槟榔最有特色。《岭南卫生方》载："岭表之俗，多食槟榔，多者日至数十。"《岭外代答》载："（槟榔）辟瘴，下气，消食，食之顷刻不可无之，无则口舌无味，气乃秽浊。"壮族先民已认识到槟榔能辟秽除瘴、行气利水、杀虫消积，因而将其广泛用于防病祛毒，甚至作为婚姻喜庆和迎宾的贵重礼物。在壮族聚居的广西靖西等地，每年端午节（农历五月初五）都举办盛大的药市，家家户户都去赶药市，卖药、看药、闻药、买药，意在饱吸百药之气，预防疾病发生。因此，赶药市也成了壮乡民俗。

（2）习俗防毒法。

壮族先民为了适应瘴雾昏塞的环境，在改善生活习性和生存环境方面也积累了一些独具特色的预防毒邪的方法。干栏式建筑是壮族为了预防疾病和避免野兽袭击而发明的，分上下两层，上层住人，下层贮物，居住面距地面数米，不仅通风、采光好，而且可有效地防瘴御兽，减少风湿病的发生，在阴湿多雨的岭南地区非常适用。至今在壮族居住地仍可见到干栏式房屋。对生活用水，壮族先民通常先用白矾搅拌沉淀过滤后再饮用，并多吃生大蒜头，以防虫毒在体内滋生；当疾病流行之时，各村间暂不往来，或外出归家后，常用壮药液洗浴，以避秽解毒；对年老体弱者，常用辟秽解毒或舒筋活络之品垫席而睡。壮族先民还利用药膳扶正祛邪，认为药补不如食补，且必配血肉有情之品。每逢"三月三"，壮族人民常采香枫叶、黄姜等药物制作五色糯米饭食用，以行气健胃、顺气润肺；在蚊蝇滋生的季节，则疏通沟渠，清除污积，防止瘟疫发生；壮族先民的服饰崇尚青蓝黑色，为蓝靛所染，既可使人凉爽，又可防避蚊虫，还具有辟邪解毒的功效。

（3）体育锻炼防毒法。

壮乡人民喜爱体育活动及歌舞，常在节日里开展抛绣球、赛龙舟、拾天灯等传统健身活动，这与壮医强调"未病先防"的预防保健观念是密不可分的。壮族文化之珍宝——花山岩画及铜鼓上的舞蹈造型，有学者认为是壮医为防病强身创制的功夫动作图，从侧面反映壮族先民很早就意识到通过锻炼来增强体质、预防疾病。

四、壮医解毒疗法的治疗作用和机理

壮医治疗疾病遵循调气、解毒、补虚的原则，临床上重视内治、擅长外治，尤其是在运用外治疗法治疗各类毒病方面积累了丰富的经验。

壮医理论认为，人体内存在两条极为重要的内封闭道路，即龙路和火路。龙路、火路有中枢、有主干、有分支，其网络分支布散全身，在人体体表交叉成结，壮医称网结，又称穴位。人体嘘（气）、勒（血）、精、津等营养物质在气道、谷道、水道内化生，通过龙路、火路的输布，滋养脏腑骨肉。同时，龙路、火路也是邪毒内侵的主要途径。七种壮医解毒疗法通过药物或非药物刺激，直接作用于龙路、火路在体表的网结（穴位），疏通龙路、火路之瘀滞，一方面直接驱毒外出；另一方面，调整嘘（气）、勒（血）、道路及脏腑功能，恢复天、地、人三部之气的同步运行，从而达到治病目的。

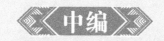

中编

壮医解毒七疗术操作规范

一、壮医刮痧排毒疗法操作规范

壮医刮痧排毒疗法是壮医治疗痧毒病的常用方法，该疗法通过使用刮痧板配合相应的手法刮拭体表的一定部位或穴位，使局部毛细血管充血，再辅以刺血、拔罐，一方面可通过局部刺激疏通三道两路，促进气血运行；另一方面使毒邪有路可循，加快排出体外。即通道路、调气血、排毒邪，从而达到排毒治病的目的。

（一）主要功效

壮医刮痧排毒疗法可通调三道两路，促进气血运行，从而调节阴阳平衡，排解体内毒邪。

（二）适应证

壮医刮痧排毒疗法适用于感冒、发热、头痛、支气管炎、失眠、落枕、颈椎病、肩周炎、腰肌劳损、腰扭伤、腰椎间盘突出症、慢性结肠炎、中风、痛经、盆腔炎等。

（三）禁忌证

（1）接触性传染性皮肤病。

（2）有出血倾向，如糖尿病晚期、严重贫血、白血病、再生障碍性贫血、血小板减少。

（3）体表有疖肿、破溃、疮痈和不明包块。

（4）机体处于过饥、过劳、醉酒状态。

（5）精神病。

（6）急性扭伤、创伤或骨折部位禁刮。

（7）孕妇的腹部、腰骶部禁刮。

（8）口唇、乳头、肚脐等部位禁刮。

（9）其他不适合刮痧的病证。

（四）器具及准备

1. 刮痧器具

（1）刮痧板：以水牛角制作为佳。现代研究表明，水牛角具有强心、降血压、激活淋巴细胞、镇惊、解热、抗炎、降低血清胆固醇、兴奋胃肠平滑肌的作用。水牛角制作的刮痧板，使用后应以75%酒精擦拭消毒，置于布袋内保存，忌与油、盐、乙醇、水、酸、碱等物质共同存放，不可置于阳光下暴晒或长时间水煮，以免老化变质，影响使用。

（2）刮痧油：壮医刮痧排毒油分寒油和热油两种，具有清热化湿、散寒祛湿、活血化瘀、消炎镇痛、排毒化毒、开窍醒神、抗菌消炎、增强免疫力等功效。除了壮医刮痧排毒油，还可使用山茶油、花生油、清水等作为刮痧介质。

（3）刺血针：三棱针消毒后备用。

（4）火罐：直径3～8厘米的火罐若干个，75%酒精擦拭消毒备用。

2. 患者体位

（1）仰靠坐位：患者仰靠在靠背椅上，双膝垂直于地板，双上肢自然放置在两侧大腿上，使全身肌肉放松。

（2）俯伏坐位：患者坐在靠背椅上，双前臂和头部伏靠在椅子的靠背上，使全身肌肉放松。

（3）仰卧位：患者仰卧在床上，四肢自然伸直，使全身肌肉放松。

（4）俯卧位：患者俯卧在床上，胸部垫1个小枕头，双上肢自然弯曲放在头部前方，双下肢自然伸直，使全身肌肉放松。

（5）侧卧位：患者向左或向右侧卧于床上，胸、腰和双下肢微微弯曲，使全身肌肉放松。

3. 刮痧部位和穴位

壮医刮痧以壮医三道两路理论为指导，根据疾病确定刮痧部位。常用的刮痧部位和穴位如下。

（1）刮痧部位、方向和顺序（如图 1 所示）。

①头部。

侧头部：从太阳穴刮至耳后。

头顶部：从头顶百会穴往下刮。

前额、面颊部：前额自中间往两边刮，眼周由内往外刮，鼻部由鼻翼旁往外刮，上唇和下唇由内往外刮。

②颈项部。

颈项部：颈部沿气管两侧、项部沿颈椎两侧由上往下刮。

颈侧部：由上往下刮。

③胸背部：由上往下刮，先中间后两边。

④前胸部：由上往下刮，先中间后两边，胸大肌由上往外下刮。

⑤上腹部：由上往下刮，先中间后两边。

⑥下腹部：由上往下刮，先中间后两边。

⑦上肢：由上往下刮，先中间后两边，先内侧后外侧，先前侧再后侧。

⑧下肢：由上往下刮，先中间后两边，先外侧后内侧，先后侧再前侧。

（2）刮痧穴位。

①头颈部：百会、风池、头维、印堂、太阳、天突、锁骨上窝。

②胸腹部：剑突、膻中、上脘、中脘、下脘、脐周、气海、关元、天枢、大巨、归来。

③腰背部：大椎到骶椎每一个椎体棘突上、华佗夹脊穴（双侧）、华佗夹脊旁开 1.5 寸、3 寸的平行线。

④上肢：肩俞、天泉、少海、曲泽、尺泽、曲池、内关、外关。

⑤下肢：环跳、委中、承山、足三里、商丘、中封、解溪、丘墟。

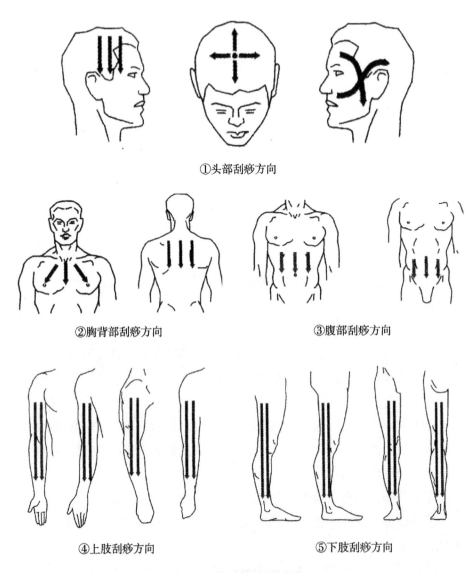

①头部刮痧方向

②胸背部刮痧方向　　　　③腹部刮痧方向

④上肢刮痧方向　　　　　⑤下肢刮痧方向

图1　人体各部位刮痧方向

4. 刺血部位

（1）痧疹、痧斑、痧筋。

痧疹：高出皮肤，质地稍硬、粗糙的皮疹，可在患处刺血。

痧斑：皮肤上红色或暗红色的片状斑块，可在患处刺血。

痧筋：按压皮肤，皮下质地较硬、有酸痛感的肌肉、肌腱，可在该处刺血。

（2）大血管部位及其周围。

（3）内脏体表投影区。

（4）中医经络穴：百会、太阳、风池、大椎、委中、华佗夹脊穴、上脘、中脘、下脘、气海、关元、十宣、四缝、涌泉、劳宫、内关、合谷。

5. 拔罐部位

除头部、颈部气管两侧等毛发较多、皮下肌肉少、脂肪薄的部位，其余刮痧、刺血部位均可拔罐。

（五）操作内容

1. 刮痧方法

单手握住刮痧板，刮痧板底边横靠于手掌心，拇指及其余四指呈弯曲状，分别置于刮痧板两侧（如图2所示）。用刮痧板将适量刮痧油均匀涂抹于刮痧部位。手握刮痧板在选定部位推刮，刮痧时应遵循由上到下，由轻到重，由近到远，先中间后两边，不得逆刮的原则，以局部感觉发热、刮痧部位出现痧疹或痧斑为度。一般一个部位刮3～5分钟，刮拭全身一次以20～30分钟为宜。

2. 刮痧手法

（1）面刮法：适用于平坦部位。医者用刮痧板的一侧边缘接触患者皮肤，刮痧板与皮肤呈45°角左右，向同一方向反复推刮（如图2所示）。

（2）立刮法：适用于头部。医者用刮痧板的一侧边缘接触患者头部皮肤，刮痧板与皮肤呈90°角，在不使用刮痧油的情况下由上往下反复推刮，以患者感觉刮痧部位发热为度。

（3）角刮法：适用于关节、穴位、痛点、病灶点。医者握住刮痧板，用刮痧板的一个角点揉治疗部位（如图2所示）。

（4）平刮法：手法平和均匀，力度适中，以患者感觉舒适和皮肤微热、淡红为度（如图2所示）。

（5）补刮法：适用于虚证、寒证。力度较轻，速度较慢。

（6）泻刮法：适用于实证、热证。力度较重，速度较快。

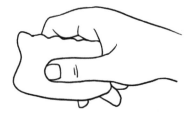
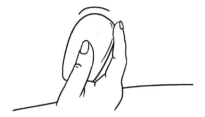

①持刮痧板

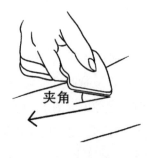

夹角

②面刮法

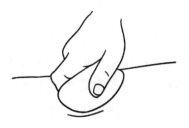

③角刮法

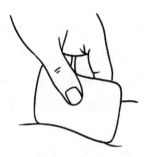

④平刮法

图2　壮医刮痧排毒疗法操作规范

3. 治疗疗程

根据疾病的不同灵活掌握，一般而言，每日治疗 1 次，急性病 2 次为 1 个疗程，慢性病 4 次为 1 个疗程。

（六）注意事项

（1）刮痧前应向患者讲解刮痧的目的和方法，消除患者的恐惧心理，以取得患者的配合。

（2）患者应取舒适体位；操作时，不能上下来回刮；用力要均匀，不能过重或过轻，过重易伤皮肤，过轻达不到治疗效果，刮治部位应涂抹刮痧介质；背部、胸腹部刮痧时，应注意不要过多暴露患者，以免受凉；胸部刮痧应避开乳头，腹部刮痧应稍鼓气，脐中（神阙穴）禁刮。

（3）刮痧过程中应注意患者病情及局部皮肤颜色的变化，如有异常及时调节手法和力度，并随时做好应急处理；如患者不耐疼痛，宜多次轻刮，不会影响疗效。

（4）刮痧完毕，清洁局部皮肤，协助患者整理衣物；整理床单；协助患者取舒适体位，令患者饮 1 杯温水，以淡糖盐水或姜糖水为宜，以补充体内消耗的津液，促进新陈代谢，并休息 15～20 分钟；禁食生冷、油腻、刺激之品，以免影响肠胃运化；避免吹风和寒热失调，8 小时内禁洗浴。

（5）前一次刮痧的痧斑未退之前，不宜在原处再次刮痧，需间隔 3～6 日，待前一次的痧斑消退后再刮。

（6）刮痧用物的边缘必须光滑、圆钝，若有破损或毛糙不得使用，以免刮破皮肤；使用后严格消毒，以防交叉感染。

（七）不良反应的处理

晕痧处理办法：令患者平卧，松开腰带，喝温糖水，开门窗通风，按压人中、内关、百会、涌泉、印堂、合谷等穴位，严重者送医院治疗。

二、壮医药线点灸清毒疗法操作规范

壮医药线点灸清毒疗法是壮医治疗疾病最常用的方法之一，该疗法使用经壮药液泡制的苎麻线，点燃后直接灼灸患者体表的一定穴位或部位，产生的局部刺激通过人体网络的传导，调整气血、阴阳，使其复归平衡，从而清解邪毒。

（一）主要功效

壮医药线点灸清毒疗法可通调三道两路，清解毒邪，促进气血运行，恢复气血阴阳平衡。

（二）选穴原则

在临床中，可运用药线点灸治疗的疾病非常广泛，将常见疾病以"七纲"分类，其口诀为"灸治铭言七大纲，寒热肿痿痛麻痒，一字一時须当记，祛邪扶正得安康"，即按照发病时所出现的畏寒、发热、肿块、痿痹、疼痛、麻木不仁、瘙痒等7种不同临床表现，分成7类疾病来治疗。依纲确定主穴，再依具体病情选择配穴。龙氏根据临床经验，将药线点灸的取穴原则概括为"寒手热背肿在梅，痿肌痛沿麻络央，唯有痒疾抓长子，各疾施灸不离乡"4句口诀，详而言之有7个要点：凡畏寒发冷的疾患，选取手部穴位为主；凡发热体温升高的疾患，选取背部穴位为主；凡有肿块的疾患，则沿肿块周边和中央选取一组穴位，此组穴位共有五穴，呈梅花形分布，即梅花穴；凡痿废瘫痪诸证，选取痿废瘫痪之肌肉处的穴位为主；凡痛证，选取痛处及其邻近穴位为主；凡麻木不仁之证，选取该部位的中央点为主；凡瘙痒诸证，在先痒部取局部莲花穴或葵花穴。

（三）适应证

壮医药线点灸清毒疗法适应证广泛，凡内科、外科、皮肤科、妇产科、儿科、眼科、口腔科、耳鼻喉科等属畏寒、发热、肿块、痿痹、疼痛、麻木不仁、瘙痒等 7 个范畴的疾病，均可用本法治疗。

（四）禁忌证

（1）孕妇，尤其是下半身禁灸。

（2）眼球禁灸。

（3）男性外生殖器龟头部及女性小阴唇部禁灸。

（4）精神高度紧张或过饥禁灸。

（5）其他不适合点灸的病证。

（五）器具及准备

1. 药线点灸器具

（1）药线：可用壮医清毒药线（由庞氏毒病学派研制），亦可用广西中医药大学附属医院生产的药线。常用的壮医清毒药线有一号（直径 1 毫米）、二号（直径 0.70 毫米）、三号（直径 0.25 毫米）3 种不同规格，医者根据季节、患者、疾病的不同来选择合适的药线。

（2）其他物品，如酒精灯、打火机等。

2. 患者体位

以能够充分暴露施灸部位、患者舒适且便于医者施灸为宜，一般取坐位或卧位。

（六）操作内容

1. 操作步骤

药线点灸操作主要分整线、持线、点火、施灸 4 个步骤（如图 3 所示）。

（1）整线。

把经壮药液浸泡后已松散的药线搓紧、拉直，搓紧药线不仅可使火力集中，而且可减轻施灸时的疼痛。

（2）持线。

右手示指和拇指指尖相对持药线的一端，露出线头 1 ～ 2 厘米。露出的线头不能太短或太长，线头太短容易灼伤医者手指，线头太长不便于施灸。

（3）点火。

将露出的线头点燃，如有火苗必须抖灭，只需线头有圆珠状炭火星即可。

（4）施灸。

将右手固定在施灸穴位附近，将点燃的圆珠状炭火星线头对准穴位，手腕和拇指顺势屈曲动作，拇指指腹稳重而敏捷地将圆珠状炭火星直接点按于穴位上，一按火灭即起为一壮，一般每穴点灸 1 ～ 3 壮。

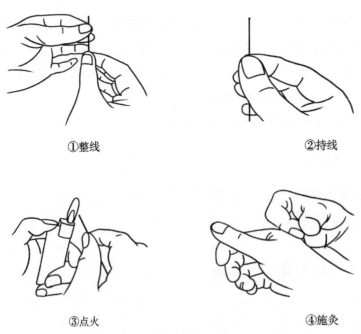

①整线   ②持线

③点火   ④施灸

图3　壮医药线点灸清毒疗法操作规范

2.影响刺激量的因素

施灸手法的轻重、施灸药线的粗细、施灸次数 3 个因素与壮医药线点灸的刺激量有关。

（1）施灸手法的轻重。

壮医药线点灸疗法的施灸手法分为 2 种，即轻手法和重手法。快速扣压，令珠火接触到穴位即灭为轻手法；缓慢扣压，令珠火较长时间接触穴位为重手法。用轻手法施灸则刺激量相对较小，用重手法施灸则刺激量相对较大。施灸手法是决定疗效的重要因素，应遵循"以轻应轻，以重应重""以快应轻，以慢应重"的原则。"以轻应轻，以快应轻"即病情轻者用轻手法，"以重应重，以慢应重"即病情重者用重手法。

（2）施灸药线的粗细。

施灸时所选药线的直径大小会直接影响到药线点灸的刺激量。施灸的药线越粗，刺激量越大；药线越细，刺激量越小。

（3）施灸次数。

一般每穴点灸 1 ～ 3 壮。同一时间内，同一穴位点灸的次数越多，刺激量越大，反之刺激量越小。临床应用原则是病情较急、较重者点灸次数多，病情较缓、较轻者点灸次数少。

3.治疗疗程

壮医药线点灸疗法强调抓住时机进行治疗，治早、治小、治了。治早即及时治疗；治小即小病、轻病早治；治了即治疗要彻底，不要半途而废。疗程的长短应根据疾病的不同灵活掌握。

（1）疗程长短：急性病疗程宜短，慢性病疗程宜长。如感冒连灸 3 日即可，而乳腺小叶增生症则需灸治 3 个月经周期。

（2）疗程间隔时间：顽固性慢性疾病的疗程间隔时间宜短，一般为 2 ～ 3 日。间隔期病情继续好转，称为有后效，间隔时间可适当延长。急性病疗程短，各疗程间一般不需间隔。

（3）注意巩固疗效：一些慢性病，如乳腺小叶增生症，肿块消失后还需继续治疗 1 个疗程，以巩固疗效。

（七）注意事项

（1）点火端必须露出线头，略长于拇指端即可，太长不便于点火，太短易烧着医者手指头。

（2）施灸时，以线头火星最旺时为点按的最佳时机。不要平按，要使珠火着穴。

（3）选择药线要因时、因人、因病而异，天气寒冷可用一号线或二号线双线合并施灸；天气炎热一般使用二号线施灸；皮肤病成年患者可用一号线或二号线双线施灸，儿童可用三号线施灸；手、足部皮肤可用一号线或二号线合并施灸；面部一般用二号线施灸。

（4）施灸后皮肤局部有轻微灼热感或痒感，不可用手抓挠，以免抓破感染。

（5）施灸前，应协助患者根据病情摆好体位，一般以坐位或卧位为宜。

（6）施灸时，线头每点燃一次灸一壮，每壮珠火灸灭后再点再灸。

（7）告知患者治疗的注意事项，嘱患者配合治疗，如胃肠病患者治疗期间切忌暴饮暴食。

（8）备用药线应储存于密封容器中，存放在阴暗、凉爽、干燥的环境中，以免失效。

（八）不良反应的处理

（1）晕灸处理办法：令患者平卧，松开腰带，喝温糖水，开门窗通风，按压人中、内关、百会、涌泉、印堂、合谷等穴位，严重者送医院治疗。

（2）如施灸部位不慎被抓破，破溃面积较小者应用碘伏涂抹消毒，较严重者应到医院就诊处理。

三、壮医热敏探穴针刺逐毒疗法操作规范

壮医热敏探穴针刺逐毒疗法是将壮医针刺术与壮医灸法有效结合运用的一种壮医特色疗法。该疗法根据壮医对穴位的认识和针灸治疗疾病的选穴规律，以点燃的壮医通路药艾条探明体表龙路、火路的热敏点，并对这些热敏点进行针刺，通过人体龙路、火路网络传导刺激，调节气血、阴阳，从而增强人体的抗病能力，加速毒邪化解或排出体外，使三气复归同步，从而达到逐毒治病的目的。

（一）主要功效

壮医热敏探穴针刺逐毒疗法可疏通瘀滞，调节和畅通人体气血，增强人体抗病能力，加速邪毒化解或排出体外。

（二）适应证

壮医热敏探穴针刺逐毒疗法适应证广泛，尤其适用于寒、瘀、虚、郁等引起的以痹、痛、麻、痒、疮、虚劳等为主要表现的病证。

（三）禁忌证

（1）皮肤感染、破溃、瘢痕和肿瘤部位禁用。

（2）有出血倾向的疾病，如糖尿病晚期、严重贫血、白血病、再生障碍性贫血和血小板减少等。

（3）婴儿囟门和哑门穴禁针。

（4）精神高度紧张、酒醉、过饥。

（5）孕妇腹部、腰骶部禁针。

（6）其他不适合进行壮医热敏探穴针刺的病证。

（四）器具及准备

1.热敏探穴针刺器具

壮医通路药艾条（由庞氏毒病学派研制，主要由大风艾、山苍子、姜黄等组成）或普通艾条、一次性针灸针、酒精灯、打火机、碘伏等。

2.患者体位

以能够充分暴露患处、患者舒适且便于医者施术为宜。

3.选穴原则

先辨病，再根据壮医治疗该病的用穴经验，如"寒手热背肿在梅，瘘肌痛沿麻络央，唯有痒疾抓长子，各疾施灸不离乡"等进行热敏探穴。

（五）操作内容

1.探穴方法

依据壮医对穴位的认识及"寒手热背肿在梅，瘘肌痛沿麻络央，唯有痒疾抓长子，各疾施灸不离乡"的选穴原则，医者根据病情选择数个体表穴位或梅花穴、压痛点或中医经穴，遵循"先主穴后配穴"的探穴方法，使用点燃的壮医通路药艾条在皮肤垂直上方2厘米左右处施行回旋式或往复式温和灸（如图4所示），当患者感受到出现腧穴热敏化现象时，此穴位即为热敏化腧穴或热敏点，反复重复上述步骤，直到所有的热敏化腧穴均被探查出为止。在施灸探穴时，可先在患者的关元、气海、神阙等穴施行温和灸20分钟，以调动、激发患者体内的正气，更利于探查热敏点。

热敏化现象分为7种。

（1）透热：灸热从施灸点皮肤表面直接向深部组织穿透，甚至直达胸腔或腹腔脏器。

（2）扩热：灸热以施灸点为中心向周围扩散。

（3）传热：灸热从施灸点开始循经脉路线向远部传导，甚至达病所。

（4）局部不热或微热，远部热：施灸部位不热或微热，而远离施灸部位的病所处感觉甚热。

（5）表面不热或微热，深部热：施灸部位的皮肤不热或微热，而皮肤下深部组织甚至胸腔或腹腔脏器感觉甚热。

（6）产生其他非热感觉：施灸部位或远离施灸部位的其他地方产生酸、胀、压、重、痛、麻、冷等非热感觉。

（7）上述灸感传导之处，病证随之缓解：施灸部位产生的热、胀、痛等感觉发生深、透、远的传导，所到之处，病证随之缓解。

2. 针刺方法

热敏探穴结束后，即对探查出的热敏点进行壮医针刺。根据针刺部位选择合适尺寸的毫针，以单手或双手进针将毫针刺入合适深度即可（如图 4 所示），壮医针刺注重患者的主观感受，进针后无须施行运针手法，留针 15 ～ 20 分钟即可出针。

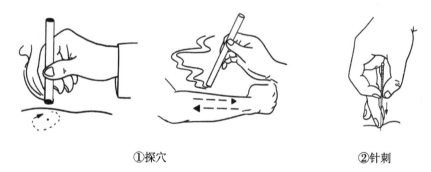

①探穴　　　　　　　　　　②针刺

图 4　壮医热敏探穴针刺逐毒疗法操作规范

3. 治疗疗程

根据疾病的不同灵活掌握，一般而言，每日治疗 1 次，急性病 1 ～ 3 次为 1 个疗程，慢性病 7 次为 1 个疗程。

（六）注意事项

（1）医者手指和患者的治疗部位须严格消毒，防止感染。

（2）治疗前向患者说明操作过程，以消除患者的紧张心理。

（3）操作室注意通风，防止艾烟引起患者不适。

（4）治疗后嘱患者安静休息，勿暴怒、劳累、饥饿、惊恐。

（5）清淡饮食，忌食油腻、刺激性食物，以促进身体康复。

（七）不良反应的处理

1.晕针、晕灸

可先对患者进行心理疏导，消除患者的恐惧心理，告知患者治疗前应适当进食。患者轻度晕针应立即出针，轻度晕灸应立即停止艾灸，令患者处于空气流通处静卧片刻，适当饮服温开水或糖水。患者重度晕针、晕灸时，应立即使其平卧，可按压百会、涌泉、合谷等穴，必要时进行急救处理。

2.水疱

艾灸时局部出现水疱，水疱较小时无须特殊处理，保护其不被弄破即可，一般数日即可吸收自愈。若水疱较大，宜使用75%酒精或碘伏消毒，再用注射器从水疱下方刺入将疱液抽出，外敷干燥消毒纱布保护即可，一般数日可愈。

3.血肿

若为微量的皮下出血，局部小块青紫时，一般无需处理，可自行消退。若局部肿胀疼痛较剧，青紫面积大且影响功能活动时，可先冷敷止血，再热敷或在局部轻轻揉按，以促进瘀血消散吸收。

四、壮医药物竹罐拔毒疗法操作规范

壮医药物竹罐拔毒疗法是壮医解毒治病的一种常用方法，该疗法采用煮沸的壮药液加热特制的竹罐，然后将竹罐吸拔于治疗部位的皮肤上，疏通龙路、火路气机，达到祛风除湿、活血舒筋、散寒止痛、拔毒消肿等治疗效果。从现代医学的观点来看，拔罐时，除了负压吸拔的良性刺激，拔罐部位的药液被吸收，加上热敷作用，使局部血管扩张，血液循环加快，进而改善充血状态，调节神经，促进代谢，改善营养，增强机体抗病能力，从而达到治疗目的。

（一）主要功效

壮医药物竹罐拔毒疗法的主要功效有祛风除湿、活血舒筋、散寒止痛、拔毒消肿、通龙路和火路气机。本疗法通过局部刺激疏通三道两路，促进气血运行，同时针刺放血也可促进毒邪排出体外。

（二）适应证

壮医药物竹罐拔毒疗法适应证广泛，可治疗多种疾病，对风湿性腰腿痛疗效显著。常见的适应证有风湿痹痛、各种原因引起的腰腿痛、肩背酸痛、肢体麻木、半身不遂、跌打损伤、头痛、骨折愈后瘀积等，尤其对各种痧病、风湿性腰腿痛、颈肩酸痛、半身不遂、四肢麻木等疗效显著。痧病可取太阳穴、合谷穴和胸背部肌肉较丰富处的穴位；颈肩酸痛可取局部3～4个阿是穴；风湿痹痛可在痹痛局部选穴，如腰痛取肾俞、腰俞、腰阳关、次髎等穴，腿痛取环跳、阴市、伏兔、委中、阳陵泉、绝骨等穴，上肢痛可选肩髃、合谷、外关、臑腧等穴。

（三）禁忌证

（1）中度及严重心脏病。

（2）全身性皮肤病。

（3）精神病，或精神高度紧张、狂躁不安、抽搐不能合作。

（4）有出血倾向的疾病，如血友病、白血病、紫癜、毛细血管脆性试验阳性。

（5）极度消瘦，皮肤失去弹性或全身浮肿。

（6）治疗部位皮肤有创伤破损或疤痕。

（7）妊娠 4 个月以上。

（四）器具及准备

1. 拔罐器具

（1）竹罐：竹罐 10～20 个，采用金竹加工制作成长 10～15 厘米（罐内长约 8 厘米）、口径 1～5 厘米、罐壁厚 0.2～0.3 厘米，罐身及罐口平滑的竹罐。

（2）药物：可根据病情需要选取药物或选用民间验方，如风湿性腰腿痛选用祛风除湿、通经活络、活血化瘀的药物。常用于浸煮竹罐的药物有杜仲藤、三钱三、五爪风、三角风、八角枫、抽筋草、臭牡丹、五加皮、鸡矢藤、石菖蒲等。

2. 其他器具

（1）煤气灶或电炉一套，大砂锅、陶瓷锅或不锈钢锅 2 个。

（2）毛巾数条，用于热敷、熨浴患部或擦拭拔罐部位的水渍。

（3）长镊子 2 把，用于将竹罐从药液中夹出。

（4）治疗床、椅若干。

（5）碘伏、75% 酒精用于消毒皮肤。

（6）消毒三棱针或一次性注射针头若干，用于浅刺拔罐部位。

（7）消毒纱布或棉球，用于擦净针刺部位的血渍。

（8）处理皮肤烫伤、晕罐、晕针等意外情况的药品和器械，如烫伤膏、紫药水、急救药品和物品等。

3. 患者体位

（1）卧位。

常采用仰卧位、俯卧位和侧卧位，这3种体位应用最为广泛，患者最为舒适。一般初诊、年老体弱、小儿患者均应采用以上体位。吸拔前胸、腹部和四肢前侧部位时采用仰卧位，吸拔腰背部、下肢后侧部位时采用俯卧位，吸拔周身（除了与床接触的部位）时采用侧卧位。

（2）坐位。

吸拔肩部、上肢和膝部时采用坐位。

4. 拔罐部位和穴位

（1）阿是穴。

一般取病变部位或疼痛、压痛、肿胀部位拔罐。

（2）根据病变部位及邻近部位取穴。

如髋关节病变，可取环跳、髀关、居髎；肩关节病变，可取肩髃、肩贞、肩前；膝关节病变，可取阳陵泉、梁丘；肘关节病变，可取曲池、肘髎、曲泽；脊柱病变，可取夹脊穴等。

（五）操作内容

1. 药液制备

杜仲藤30克、三钱三30克、五爪风30克、三角风50克、八角枫50克、伸筋草20克、臭牡丹30克、五加皮40克、石菖蒲20克、鸡矢藤30克。以上药物装入布袋中扎紧，置于锅中，加水适量，水应没过药袋，煎药液备用。

2. 煮罐

将竹罐、毛巾一同放入盛有药液的锅内，加盖煎煮约1小时备用。

3. 拔罐

协助患者摆好体位，暴露拔罐部位。根据拔罐部位选定大小合适的竹罐，用镊子将浸透药液的竹罐从药液中取出，快速甩净水珠并擦拭罐口的水渍，趁热迅速将罐口吸拔于皮肤上，轻轻按压，6～8秒钟后立即扣于选定的部位上，待罐体吸附于皮肤上时，可将手拿开。根据病情，每次拔罐5～10分钟，第一次拔罐时间可较短。病情轻、病程短者，留罐时间较短，一般5～8分钟即可；病情重、病程长者，留罐时间较长，一般10～15分钟。

4.起罐

一手按住竹罐两侧的皮肤，使局部软组织松弛，拇指向下按竹罐口边缘的皮肤；另一手持竹罐，稍用力使竹罐向一侧倾斜，使空气缓慢进入竹罐内，即可将竹罐卸下。熟练后可单手起罐。

5.热敷

消毒毛巾浸于热药液中，捞出拧干，待热度适宜时敷于拔罐部位，3分钟后取下。

壮医药物竹罐拔毒疗法操作如图5所示。

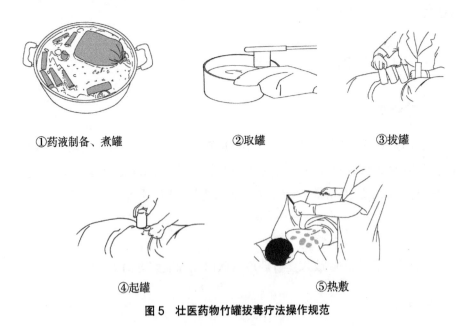

①药液制备、煮罐　　　②取罐　　　③拔罐

④起罐　　　⑤热敷

图5　壮医药物竹罐拔毒疗法操作规范

6.治疗疗程

每2日治疗1次，10次为1个疗程，可治疗1～3个疗程。

（六）注意事项

（1）首次接受拔罐治疗的患者，在治疗前，要向其解释说明拔罐的整个操作步骤、拔罐过程中的注意事项，并叮嘱患者如有不适要及时告知医生等，给予患者充分的安慰，消除患者的恐惧心理，增强患者的治疗信心。

（2）选好拔罐部位，以肌肉丰厚、皮下组织松弛和毛发少的部位为宜。

（3）适当协助患者摆好体位，以使患者舒适和便于医者操作为宜；尽可能采用卧位，避免坐位，以防罐具脱落或发生晕罐等不良反应，尤其儿童和老人，要尽量采用卧位；嘱患者在拔罐过程中不可随意移动体位，以免引起疼痛或竹罐脱落。

（4）拔罐治疗前要消毒竹罐，一般将竹罐置于沸水中煮20～30分钟，或用高压锅蒸煮15分钟。若配合针刺，针刺部位要常规消毒，同时要注意消毒针具，做到一针一人，专人专用。

（5）拔罐后的调理：起罐后先用消毒毛巾将拔罐部位的水渍擦干净，然后令患者将衣服穿上。如天气炎热，不可对着风扇吹风；如天气寒冷，则应披上毛巾或毛毯保暖，以免受凉感冒。起罐后，如患者感到拔罐处局部绷紧或不适，可适当揉按。针刺部位应以75%酒精消毒。拔罐完毕，嘱患者静坐休息5～10分钟，观察患者无任何特殊不适方可离开治疗室；拔罐当天，针刺部位不可沾冷水，以免发生感染。

（七）不良反应的预防和处理

1.疼痛

（1）拔罐时要选用罐口光滑平整的竹罐。

（2）严格遵守拔罐的操作规程，不可使患者随意移动体位，确需移动体位时要有医生协助。

（3）吸拔竹罐时要求稳、准、快，掌握好吸拔力的大小、扣罐的时机和速度。

（4）起罐要轻柔得法；如拔罐过程中患者感觉疼痛，应取下竹罐重拔。

2. 烫伤

（1）根据经验掌握好煮罐时间，拔罐前要甩净竹罐上的水珠，或者用干毛巾将竹罐擦拭干净。

（2）扣罐时不可将罐口朝上。

（3）热熨用的毛巾要拧干，并以手探试温度，待温度适宜后再敷于患部。

（4）如烫伤较轻，仅出现局部皮肤潮红，或有瘀斑并触痛，可不用处理，但该部位要过1～2日待触痛消失、瘀斑稍有消退后才能再行拔罐。

（5）如起小水疱，应注意防止擦破，可不处理，任其自然吸收；也可涂少许龙胆紫或烫伤膏，或用酒精消毒后，敷盖消毒干敷料。如出现大水疱，可用消毒注射针头刺穿水疱两侧，放出疱液，或用消毒注射器抽出疱液，然后敷以雷夫诺尔纱布，再用消毒干敷料覆盖并用胶布固定。

3. 晕罐

（1）拔罐前要对患者做好解释和安慰，告知患者整个拔罐过程、治疗当中的注意事项和可能出现的正常反应和异常反应，以消除患者的恐惧心理。

（2）拔罐时要依据患者的体质情况，掌握适当的刺激强度及拔罐的数目。

（3）拔罐过程中要注意观察患者的面色、表情，询问患者的感受。如患者出现头晕、恶心、心悸、面色苍白、四肢不温、冒冷汗、呼吸急促、脉细数等，即为晕罐的征兆，应立即停止拔罐并起罐，令患者去枕平卧，饮用热糖水，注意保暖，静卧片刻即可恢复。如经上述处理仍未缓解，出现血压下降过低、呼吸困难甚至昏厥时，可用指甲缘切按患者的人中穴或十宣穴，或用艾条温灸涌泉穴、百会穴，如仍不能缓解，应及时抢救。

五、壮医皮肤针祛毒疗法操作规范

壮医皮肤针祛毒疗法是运用皮肤针叩刺人体体表的穴位或特定部位，疏通道路，使邪毒从皮肤毛孔宣泄而出的一种壮医解毒外治技法，同时，叩刺产生的刺激通过三道两路的传导，调动机体内部的力量，使机体的内在自愈系统充分发挥作用，天、地、人三气复归同步，从而促使疾病痊愈。

（一）主要功效

壮医皮肤针祛毒疗法具有八大主要功效，即解毒解热、通畅三道两路、活血养血、调整气血均衡、减压安神、解郁止痛、散结消肿、扶正补虚。

（二）适应证

壮医皮肤针祛毒疗法适用于痛证，如头痛、胁痛、腰痛、胃痛、痛经；其他疾病，如皮肤麻木、神经性皮炎、神经衰弱、高血压病、失眠、落枕、急性扭伤、癣、斑秃等。

（三）禁忌证

（1）局部皮肤有创伤或溃疡、急腹症、急性出血、诊断未明的高热、癌肿等忌用。

（2）血友病、过敏性紫癜、血小板减少性紫癜禁用。

（3）孕妇、有习惯性流产史者禁用。

（四）器具及准备

1. 叩刺器具

（1）针具。

皮肤针可购买，也可自制。按针的排列形状，可分为"品"字形（三针）、梅花形（五针）、七星形（七针）等，视所用的不锈钢针数量而定。

（2）其他。

碘伏、75% 酒精、消毒棉签。

2. 患者体位

（1）卧位。

常用的有仰卧位、俯卧位和侧卧位。卧位应用最为广泛，一般初诊、年老体弱、小儿患者均应采用卧位。

（2）坐位。

叩刺头部、肩部、四肢时可采用坐位。

3. 叩刺部位和穴位

（1）沿龙路、火路循行线路叩刺。

①天部叩刺区：即头部与颈项部叩刺区，主治头晕、头痛、牙痛、发热、落枕、肢体麻木、抽搐、颈项强直、中风及中风后遗症等，也可用于强身保健。

②地部叩刺区：即腰腹部和下肢叩刺区，主治腹痛、腹泻、呕吐、呃逆、痛经、月经不调、小便不利、遗精、遗尿、疝气、腰腿痛、关节炎、痛风、肢体麻木、抽搐等，也可用于强身保健。

③人部叩刺区：即胸背部和上肢叩刺区，主治发热、恶寒、咳嗽、哮喘、胁痛、带状疱疹后遗神经痛、肩周炎、颈椎病、肢体麻木、中风后遗症等，也可用于强身保健。

（2）穴位叩刺。

以各种特定穴位、阿是穴、夹脊穴作为叩刺点。一般来说，头面颈项部穴位主治局部和邻近器官的病变及神志病；胸腹腰背部穴位主治局部和邻近器官的病变，背部穴位兼治发热及上肢病；腰部以下穴位主治虚寒证及下肢病；四肢穴位主治局部病变及腧穴邻近部位的病变。

（3）局部反应点叩刺。

主要对局部结节、条索状物，或有酸、麻、痛等感觉异常点进行散刺、围刺。

（五）操作内容

1.操作方法

（1）暴露治疗部位，消毒针具和叩刺部位（如图6所示）。

（2）右手握针柄后部，拇指与示指和中指一同挟持针柄，无名指、小指将针柄末端固定于小鱼际处（如图6所示）。

（3）将针尖对准叩刺部位，用腕力将针尖垂直叩打在皮肤上，针尖接触皮肤后应立即提起，再叩下，如此反复进行。叩刺频率一般每分钟70～90次。循路叩刺者，隔1厘米左右叩一下即可，一般循路叩10～15下。

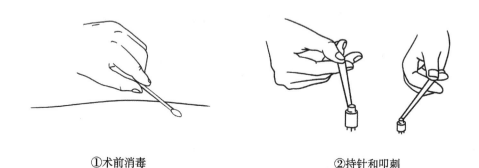

①术前消毒　　　　　　　　②持针和叩刺

图6 壮医皮肤针祛毒疗法操作规范

2.刺激强度

根据病情需要分为轻刺激、中刺激、重刺激3种。

（1）轻刺激：即用较轻腕力叩打，以局部皮肤潮红、患者无疼痛为度。适用于体虚者、老人、小儿、轻病患者，以及头面部等皮肤肌肉浅薄处。

（2）重刺激：即用较重腕力叩打，以局部皮肤渗血、略有疼痛感为度。

适用于体壮者、重病患者、实证，以及皮肤肌肉丰厚处。体弱、气虚血亏患者不宜用重刺激。

（3）中刺激：介于轻刺激与重刺激之间，以局部皮肤潮红、稍有痛感但局部无渗血为度。适用于一般疾病及多数患者。

3. 治疗疗程

每2日治疗1次，10次为1个疗程，可治疗1～3个疗程。

（六）注意事项

壮医针刺是一种安全、有效的治疗方法，但由于个体差异或其他原因，有时也会出现一些异常情况。因此在临床上使用壮医皮肤针叩刺时，必须注意以下事项。

（1）操作前应注意检查针具，针头应保持平整、无钩。

（2）叩刺体位应尽量选用仰卧位，使患者舒适，预防晕针等意外情况发生。

（3）叩刺时针尖必须垂直叩打在皮肤上，避免斜、钩、挑，以减少疼痛。

（4）叩刺时医者必须专心致志，谨慎行事，随时观察患者的表情和反应，询问患者的感受。

（5）重叩后，须对针刺局部的皮肤进行常规消毒并保持清洁，以防感染。

（6）嘱患者一般1个小时后方可洗手，3个小时后方可沐浴。

（7）叩刺后嘱患者切忌饮用低于人体温度的水或饮料，不宜吹风、淋雨，应注意保暖。

（七）不良反应的处理

叩刺致局部皮肤破损、出血较多，可能为针尖有钩毛或手法过重引起，应立即停止操作，用消毒棉签消毒叩刺部位，包扎止血。

六、壮医刺血泄毒疗法操作规范

壮医刺血泄毒疗法是采用刺血针具点刺人体的一定穴位、病灶、病理反应点或龙路的浅表分支，运用挤压或拔罐等方法放出适量血液，从而达到治病目的的一种方法。该疗法通过刺血放血祛瘀通闭，疏通三道两路，促进血气通行，逼邪毒随血外出，达到通气血、泄邪毒的目的。

该疗法可明显改善局部血运，一方面放出瘀血，使微血管的自律性加强，双向交流增加，改善局部或全身的微循环，改善组织的供血供氧功能，利于机体的物质及时补充到血液循环中去；另一方面刺激微血管管壁的神经，加强微血管的调节作用，间接地改善微循环功能，继而改善机体脏腑组织器官的功能。

（一）主要功效

壮医刺血泄毒疗法的主要功效体现在退热、止痛、急救、消炎4个方面。

（二）适应证

壮医刺血泄毒疗法主要用于火毒、热毒炽盛之阳实热证，如痧病、发热、急性咽炎、牙痛、腮腺炎、面神经炎、三叉神经痛、鼻炎、目赤肿痛、带状疱疹及带状疱疹后遗神经痛、疳积、头痛、痛风、腰腿痛、跌打损伤瘀积、中暑、高血压病、中风、昏厥等。

（三）禁忌证

（1）机体处于暂时性劳累、饥饱、情绪失常、气血不足等状态。

（2）合并有心血管、肝、肾及造血系统等的严重原发性疾病，精神病，皮肤过敏。

（3）妇女经期、孕妇及有习惯性流产史。

（4）动脉和较大的静脉禁刺血。

（5）凝血功能异常或有自发性出血倾向。

（6）皮肤感染、溃疡、疤痕处不宜针刺。

（四）器具及准备

1. 刺血器具

消毒三棱针或一次性浅刺针。

2. 其他器具

碘伏、75%酒精、消毒干棉球、玻璃火罐、酒精灯。

3. 患者体位

（1）仰卧位：适宜取头、面、胸、腹部的穴位和四肢的部分穴位。

（2）侧卧位：适宜取身体侧面的穴位和四肢的部分穴位。

（3）俯卧位：适宜取头、项、脊背、腰尻部的穴位和下肢背侧及上肢的部分穴位。

（4）仰靠坐位：适宜取前头、颜面和颈前等部位的穴位。

（5）俯伏坐位：适宜取后头、项部和背部的穴位。

（6）侧伏坐位：适宜取侧头部、面颊及耳前、耳后的穴位。

4. 刺血部位和穴位

（1）阿是穴。

一般选取病变部位或疼痛、压痛、肿胀部位。

（2）常用穴位。

①太阳穴：主治发热、中风、中暑、高血压病、头痛、癫痫、狂躁、抑郁、神经衰弱、三叉神经痛、急性结膜炎、鼻炎、急慢性咽炎、扁桃体炎等。

②印堂穴：主治流行性感冒、中暑、面神经炎、面肌痉挛、三叉神经痛、癫痫、颅内压增高、前额头痛、过敏性鼻炎、鼻窦炎、急性结膜炎等。

③百会穴：主治中风后遗症、高血压病、头痛、癫痫、狂躁、抑郁、神经衰弱等。

④下关穴：主治面神经炎、面肌痉挛、三叉神经痛、下颌关节炎、牙痛、牙周炎、腮腺炎等。

⑤迎香穴：主治感冒鼻塞、过敏性鼻炎、鼻窦炎、三叉神经痛等。

⑥大椎穴：主治中风及中风后遗症、高热不退、急慢性支气管炎、高血压病、癫痫、狂躁、抑郁、颈椎病、落枕、头痛等。

⑦背俞穴：主治相对应的内脏病证。

⑧曲池穴：主治腮腺炎、过敏性鼻炎、面神经炎、三叉神经痛、肩周炎、网球肘、肱骨外上髁炎、偏头痛等。

⑨委中穴：主治高热、痛风、类风湿性关节炎、高血压病、坐骨神经痛、中风及中风后遗症、头痛、下肢静脉血栓形成、下肢静脉炎、颈椎病、肩周炎、急性腰扭伤、神经衰弱、癫痫、狂躁、抑郁症等。

⑩足三里穴：主治胃肠炎、痛风及高尿酸血症、类风湿性关节炎、支气管哮喘、面神经炎、三叉神经痛、牙痛、头痛、鼻炎等。

（五）操作内容

1.操作方法

（1）协助患者选择适宜体位，医者双手及患者穴位局部皮肤常规消毒。

（2）先揉捏推按针刺部位，使局部充血，然后右手持针，以拇指和示指捏住针柄，中指指端紧靠针身下端，留出针尖0.3厘米左右，对准穴位迅速刺入并立即出针，轻轻挤压针孔周围使之出血，或配合拔火罐使之出血（如图7所示）。

（3）术后以消毒干棉球按压针孔止血。

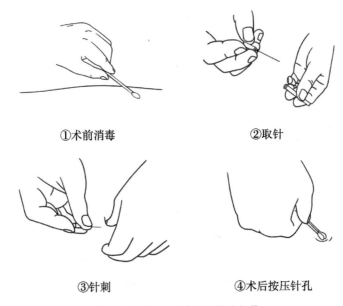

①术前消毒　　　　　　　②取针

③针刺　　　　　　　④术后按压针孔

图7　壮医刺血泄毒疗法操作规范

2. 治疗疗程

5～7日治疗1次，连续治疗5～8次为1个疗程；如刺血量较多，可间隔1周或1个月，甚至半年治疗1次，中病即止。

（六）注意事项

（1）刺血疗法刺激强烈，应对患者做好解释工作，防止患者因恐惧、疼痛而晕针。治疗时要注意观察患者的反应，多询问患者的感受，对精神紧张、有晕针史者，刺血治疗时取卧位可预防晕针。

（2）严格遵守无菌操作原则，一人一针，防止感染。

（3）刺血时，必须根据患者的体质和状态决定针刺的深浅、手法的轻重及出血量的多少，切不可盲目放血。在治疗时，出血量不超过全血量的10%（约400毫升），对人体是无伤害的，机体可很快地调整和恢复。

（4）根据患者的病情、体质和出血情况决定下一次治疗时间，避免失血过多。

（5）刺血后嘱患者勿暴怒、劳累、饥饿、惊恐，要安静休息，进食有营养的食物，勿食刺激性食物，以促使身体康复。

（七）不良反应的预防和处理

1. 晕针

（1）预防。

晕针与患者体质虚弱、精神紧张、恐慌和刺激过强等有关，晕针要重视预防，如初次接受针刺治疗的患者，要对其做好解释工作，消除患者的恐惧心理。协助患者选取舒适持久的体位，尽量采用卧位。选穴宜少，手法要轻。处于劳累、饥饿、大渴状态的患者，应嘱其休息、进食、饮水后再行治疗。刺血过程中，应随时注意观察患者的神态，询问患者的感受，一有不适需及早采取措施。此外，注意室内空气流通，避免过热、过冷。

（2）处理。

立即停止操作，扶持患者平卧，头部放低，松解衣带，注意保暖。轻者静卧片刻，饮温茶，即可恢复。如未能缓解者，用指掐或针刺急救穴，如人中、素髎、合谷、内关、足三里、涌泉、中冲等，也可灸百会、气海、关元、神阙等，必要时采取现代急救措施。患者缓解后，仍需适当休息。

2. 血肿

血肿为出针后局部呈青紫色或肿胀疼痛。多为刺血治疗时，局部小血管、毛细血管、静脉或淋巴管、毛细淋巴管被损伤，血液、淋巴液瘀积在狭小的组织间隙中所致。

处理方法：针刺放血在局部形成血肿，易引起局部胀痛，如在关节处可影响肢体活动。血肿形成 2～3 日后，瘀血可向皮肤表层散开，可见局部皮肤出现紫红色出血斑片，后转为青紫色。一般的小血肿不会留下后遗症，出血量大的血肿可以适当热敷，或按揉局部，促进血液吸收，防止血块机化。

3. 刺伤动脉

如操作过程中不慎刺伤动脉，应用消毒棉球在伤口局部加压止血。

七、壮医火针驱毒疗法操作规范

壮医火针驱毒疗法是通过烧红的针具，在人体龙路、火路的某些体表气聚部位，即穴位施以针刺治疗的一种壮医特色解毒技法。该疗法一方面借助火针的温热刺激，并经人体网络的传导，温壮脏腑阳气，调节和畅通人体气血，调整阴阳，增强人体抗病能力，加速邪毒化解或排出体外，使天、地、人三气复归同步；另一方面，火针对体表的轻微烧灼刺激，使体表形成细微的通道，让毒邪能够循路排出体外，从而达到驱毒治病的目的。

（一）主要功效

壮医火针驱毒疗法具有祛瘀、温阳散寒、除湿止痛、泻火解毒、散结消肿、通调龙路和火路的功效。

（二）适应证

壮医火针驱毒疗法在临床上应用广泛，可用于治疗多种疾病。

（1）外科疾病，如肱骨外上髁炎、骨关节疾病、颈椎病、腰椎间盘突出症、肩周炎、膝关节骨性关节炎等。

（2）皮肤病，如慢性湿疹、牛皮癣、带状疱疹等。

（3）肛肠疾病，如肛周脓肿。

（4）妇科疾病，如产后风湿、月经失调、外阴白斑等。

（5）慢性消化系统疾病，如慢性胃炎、胃溃疡、慢性结肠炎、溃疡性结肠炎、慢性胆囊炎等。

（6）呼吸系统疾病，如慢性支气管炎、哮喘。

（7）神经系统疾病，如脑出血、脑梗死、格林－巴利综合征等。

（8）内分泌系统疾病，如甲状腺功能减退。

（9）风湿免疫疾病，如类风湿性关节炎、风湿性关节炎、强直性脊柱炎等。

（10）五官科疾病，如突发性耳鸣、耳聋、急慢性鼻窦炎、过敏性鼻炎、急性结膜炎、急性扁桃体炎、复发性口腔溃疡及翼状胬肉等。

（三）禁忌证

（1）火针刺激强烈，孕妇及年老体弱者禁用。

（2）发热的病证不宜用。

（3）高血压病、心脏病、恶性肿瘤等禁用。

（4）有出血倾向、火毒热病及局部红肿慎用或禁用。

（5）面部应用火针要慎重。《针灸大成·火针》云："人身诸处皆可行火针，惟面上忌之。"因施火针后，有可能遗留小疤痕，因此除治疗面部痣和扁平疣外，一般面部不用火针。

（6）血管和主要神经分布的部位不宜用。

（四）器具及准备

1. 火针针刺器具

（1）针具：选用常规毫针或专用火针。

（2）其他器具：酒精灯、打火机、碘伏、消毒棉签、消毒纱布。

2. 患者体位

（1）仰靠坐位：患者仰靠在靠背椅上，双膝垂直于地面，双上肢自然放置在两侧大腿上，使全身肌肉放松。

（2）俯伏坐位：患者坐在靠背椅上，双前臂和头部伏靠在椅子的靠背上，使全身肌肉放松。

（3）仰卧位：患者仰卧在床上，四肢自然伸直，使全身肌肉放松。

（4）俯卧位：患者俯卧在床上，胸部垫1个小枕头，双上肢自然弯曲放在头部前方，双下肢自然伸直，使全身肌肉放松。

（5）侧卧位：患者左侧卧或右侧卧于床上，胸、腰和双下肢微微弯曲，使全身肌肉放松。

3. 选穴

与毫针选穴的基本规律相同，根据病证的不同辨证取穴。选定穴位后，协助患者采取适当体位，以防改变姿势而影响取穴的准确性。取穴应根据病情而定，一般宜少，实证和青壮年患者取穴可略多。

（五）操作内容

1. 消毒

选定穴位后使用碘伏进行常规消毒（如图8所示）。

2. 烧针

必须把针烧红，速刺速起，不能停留（特殊情况除外），深浅适度。较为方便的方法是用酒精灯烧针（如图8所示）。烧针是使用火针的关键步骤，《针灸大成·火针》云"灯上烧令通红，用方有功。若不红，不能去病，反损于人。"因此，必须把针烧红，才能发挥治疗作用。

3. 针刺方法

针刺时，用烧红的针具迅速刺入选定的穴位内，随即迅速出针，速刺速起。使用火针时，必须细心慎重，动作敏捷、准确，避开血管、肌腱、神经干及内脏器官，以防损伤（如图8所示）。

4. 针刺深度

关于针刺深度，《针灸大成·火针》云："切忌太深，恐伤经络，太浅不能去病，惟消息取中耳。"火针针刺的深度要根据患者的病情、体质、年龄和针刺部位的肌肉厚薄、血管深浅而定。一般四肢、腰腹部针刺稍深，可刺2～5分深；胸背部穴位针刺宜浅，可刺1～2分深；夹脊穴可刺3～5分深。

5. 辨证施术

痹证多取患病关节局部穴位及阿是穴，用浅刺、点刺法，疾刺不留针；患病大关节取其周围穴位及阿是穴，用深刺、速刺法，深刺不留针。以上肢症状为主，取第 4 颈椎至第 3 胸椎处的夹脊穴；以下肢症状为主，取第 1 至第 5 腰椎处的夹脊穴。

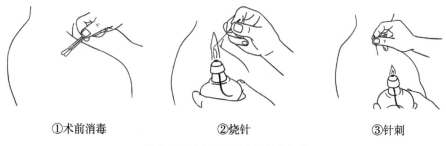

①术前消毒　　　　②烧针　　　　③针刺

图 8　壮医火针驱毒疗法操作规范

（六）注意事项

（1）针刺后，如针眼渗血、渗液，需用消毒棉签或纱布擦拭干净并再次常规消毒，再用消毒方纱贴敷 1 ～ 2 日，以防感染。

（2）针刺后，局部呈现红晕或红肿未能完全消退时，应避免沐浴，以防感染。

（3）针刺后局部发痒，不能用手搔抓，以防感染。

（七）不良反应的处理

晕针处理办法：平卧，松开腰带，喝温糖水，开门通风，按压人中、内关、百会、涌泉、印堂、合谷等穴位，严重者采取急救措施。

参考文献

［1］李富强，朱芳武．壮族体质人类学研究［M］．南宁：广西人民出版社，1993.

［2］粟冠昌．关于僮族族源问题的商榷［J］．民族研究，1959（9）：37-46.

［3］徐杰舜，韦小鹏．岭南民族源流研究述评[J]．广西民族研究，2008(3)：115-124.

［4］黄汉儒，黄冬玲．发掘整理中的壮医［M］．南宁：广西民族出版社，1994.

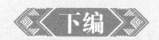

下编

壮医解毒七疗术临床应用

一、壮医刮痧排毒疗法临床应用

（一）腰痛

腰痛指腰部一侧、两侧或正中等处疼痛。病因错综复杂，受到心理、社会和生物学等诸多因素的影响。现代医学之肾病、风湿病、类风湿病、腰肌劳损、腰扭伤、腰椎间盘突出症、脊柱外伤、妇科疾患等均可出现腰痛。

壮医称腰痛为"核尹（hwetin）"，壮医认为，腰痛的病因病机在于体虚气弱、腰部龙路或火路阻滞不通；跌打损伤，两路阻滞，瘀毒停滞腰部；外邪入侵等。壮医刮痧排毒疗法治疗腰痛，临床疗效显著。

典型病例 1

患者甘某某，女，40 岁。2020 年 1 月 14 日初诊。

【主诉】腰部疼痛 1 周。

【病史】患者 1 周前因外出感寒而出现腰部疼痛，呈间歇性疼痛，久立时疼痛加重，可自行缓解，伴腰膝酸软、左下肢放射性痹痛，未系统诊治。现为求治疗，遂来就诊。症见：腰部疼痛，呈间歇性，久坐久立时疼痛加重，可自行缓解，伴腰膝酸软、左下肢痹痛，无气喘胸痛，无口干口苦，纳可，时有难入眠，多梦，二便尚调。

【查体】腰部活动受限，腰部脊柱旁压痛（+），左侧直腿抬高试验（+）。舌淡，苔薄微黄，脉弦细。目诊可见龙路脉络弯曲较多、弯度大，脉络多而集中、靠近瞳仁，脉络边界浸润浑浊、模糊不清，脉络根部粗，颜色淡红，脉络末端可见瘀斑，白睛浑浊，黑睛正常。

辅助检查：腰椎 MRI 检查提示：第 4、第 5 腰椎椎间盘突出，椎间孔狭窄。

【诊断】

壮医诊断：核尹（腰痛）。

西医诊断：腰椎间盘突出症。

【治疗】采用壮医刮痧排毒疗法治疗（如附录图 1 所示）。

（1）刮痧器具：刮痧板、壮医刮痧排毒油。

（2）刮痧部位。

腰部：督脉从悬枢刮至腰俞，足太阳经从双侧肾俞、志室分别刮至次髎、秩边。左下肢后侧：足太阳膀胱经从承扶、殷门经委中刮至承山。点刮左侧委中、承山、昆仑、太溪。

（3）刮痧方法：患者取卧位，刮痧采用重刺激手法，以泄为主，痛点采用点刮按压，先刮中间的脊椎，再刮左腰，最后刮右腰，重点刮左右两侧腰部，以刮出红色或紫黑色痧点为度，凡出痧颜色最深处即为痛点，痛点可再次点刮 30 次。刮拭腰部单向用力，先轻后重，刮痧结束后患者觉腰部及左下肢疼痛缓解，左腿屈伸活动较为自如。每次刮痧治疗间隔 4 日，宜痧点消退后再刮。

二诊（2020 年 1 月 19 日）：患者告知上症有所减轻，偶有左下肢放射痛。再行刮痧、刺血、拔罐治疗。选择痧疹点、痧斑及背俞穴（神道、心俞、肝俞、脾俞、膈俞、肾俞）、常规失眠穴（内关、神门、三阴交、百会、四神聪）等进行刺血。刺血后用闪火法在刺血点拔罐，留罐 8～10 分钟。取罐后先用消毒卫生纸擦净血迹，再消毒刺血点。术毕，令患者饮温开水一杯，嘱其避风寒，当天不沐浴。

三诊（2020 年 1 月 24 日）：患者自诉腰痛明显缓解，无左下肢放射痛。继续予刮痧、拔罐治疗，治疗方法同前。共治疗 4 次后随访，患者诉已无腰部疼痛，无下肢放射痛。疗效显著。

【按语】本案患者有腰部过劳病史，又感受风寒毒邪，寒主收引、凝滞，邪气侵袭火路和龙路，经脉气血凝滞，龙路、火路阻滞不通，毒邪难以排出，不通则痛。治疗时依据"急则治其标、缓则治其本"的原则循经取穴。腰骶部及下肢后侧为足太阳膀胱经、督脉及足少阳胆经循行所经之处，依据"经脉所过，主治所及"的原则，刮痧时主要以这 3 条经脉的穴位及其循行部位为主，行重刺激泄法，同时嘱患者活动患侧肢体，疏通经络，缓解肢体疼痛。腰部刮痧可有效疏通局部气血，使经脉通畅，毒邪排出有路可循，火路和龙路得以通达。临床观察选用壮医刮痧排毒疗法治疗本类疾病，疗效甚佳。

典型病例 2

患者廖某某，女，40 岁。2020 年 2 月 3 日初诊。

【主诉】腰痛伴右下肢疼痛 5 个多月，加重 3 天。

【病史】患者 5 个月前劳累后出现腰部疼痛，伴右下肢疼痛、麻木，活动后症状加重。患者多次在别院就诊，予以对症理疗，效果不佳。3 天前因腰部疼痛加剧、活动受限，行走时疼痛明显，伴右下肢放射痛，右下肢有轻度麻木感，无下肢乏力。为求进一步系统治疗，遂来就诊。症见：腰部疼痛不适、活动受限，站立、行走时疼痛明显，伴右下肢放射痛，卧床休息后腰部疼痛减轻，右下肢轻度麻木。无头晕头痛，无耳鸣耳聋，无恶心呕吐，无视物旋转及一过性黑蒙，无抽搐发作及跌倒发作，无意识障碍，无胸闷胸痛，无腹胀腹痛。饮食尚可，睡眠欠佳，二便调。

【查体】第 4～5 腰椎、第 5 腰椎至骶椎棘突旁压痛（＋），腰部活动因疼痛受限；左侧直腿抬高试验 80°（－）、加强试验（－），右侧直腿抬高试验 50°（＋）、加强试验（＋）；仰卧挺腹试验（－）；双侧股神经牵拉试验（－）；双侧 "4" 字试验（－）；四肢肌力 5 级，肌张力正常，腱反射对称，病理征未引出。视觉模拟评分法（visual analogue scale，VAS）评分 6 分。舌暗红、苔薄白、脉弦涩。目诊可见龙路脉络弯曲较多、弯度大，脉络多而集中、靠近瞳仁且向下延伸，脉络边界浸润浑浊、模糊不清，颜色淡红，脉络末端可见瘀斑，白睛可见大小不一的瘀斑，黑睛正常。

【诊断】

壮医诊断：核尹（腰痛）。

西医诊断：腰椎间盘突出症。

【治疗】采用壮医刮痧排毒疗法治疗（如附录图 2 所示）。

（1）刮痧器具：刮痧板、壮医刮痧排毒油。

（2）刮痧部位。

腰部：督脉从悬枢刮至腰俞，足太阳经从双侧肾俞、志室分别刮至次髎、秩边。右下肢后侧：足太阳经从承扶、殷门经委中刮至承山。点刮右侧阳陵泉、委中、承山、昆仑、太溪。

（3）刮痧方法：患者取卧位，刮痧采用重刺激手法，以泻为主，痛点采用点刮按压，先刮中间的脊椎，再刮左腰，最后刮右腰，重点刮右腰部，以刮出红色或紫黑色疹点为度，凡出痧颜色最深处即为痛点，痛点可再次点刮30次。刮痧结束后患者觉腰部及左下肢疼痛缓解，右腿屈伸活动较为自如。每次刮痧治疗间隔4日，宜痧点消退后再刮。

二诊（2020年2月8日）：患者告知上症有所减轻，偶有右下肢放射痛。再行刮痧、刺血、拔罐。选择痧疹点、痧斑及背俞穴（神道、心俞、肝俞、脾俞、膈俞、肾俞）、常规失眠穴（内关、神门、三阴交、百会、四神聪）等进行刺血。刺血后用闪火法在刺血点拔罐，留罐8～10分钟。取罐后先用消毒卫生纸擦净血迹，再消毒刺血点。术毕，令患者饮温开水一杯，嘱其避风寒，当天不沐浴。

三诊（2020年2月13日）：患者自诉腰痛明显缓解，右下肢已无放射痛，继续予刮痧、拔罐治疗，治疗方法同前。治疗5次后随访3个月，其间曾出现1次腰部轻微疼痛，疗效较显著。

【按语】本案患者体虚、气血不足，在三道两路及脏腑功能不足、腰脊虚弱的基础上，又伤及三道两路和脏腑，使龙路、火路不畅，毒邪阻滞于腰部，局部龙路、火路功能失调或失养，气血瘀滞于腰府而发为此病。治疗原则以解毒、祛瘀、补虚为要，腰部刮痧可有效疏通局部气血，使经脉通畅，毒邪排出有路可循，龙路和火路得以通达。临床观察选用壮医刮痧排毒疗法治疗本类疾病，疗效甚佳。

（二）肩周炎

肩周炎是临床常见病和多发病，多在长期劳作过后或陈旧性肩损伤的基础上发展而来，临床以肩关节疼痛或不适、广泛压痛、活动范围受限为主要表现。壮医称肩周炎为"旁巴尹（bangzmbaqin）"，壮医认为，旁巴尹多因外感风寒湿毒，或肩部外伤，使肩部龙路、火路受阻，气血瘀滞不通，局部失养所致。治疗上应以祛瘀、调气为要。

典型病例 1

患者郭某某，女，35 岁。2019 年 11 月 2 日初诊。

【主诉】右肩关节活动受限伴疼痛 4 个多月，加重 2 天。

【病史】患者 4 个多月前劳累后出现右肩关节抬举困难、活动受限，伴疼痛，患者曾在外院行关节松解术，当时症状缓解，2 天前肩部疼痛加剧，活动受限，无肢体乏力。患者为求进一步系统治疗，遂来就诊。症见：右肩关节抬举困难，各个方向活动受限，伴疼痛，右上肢轻度麻木。无头晕头痛，无天旋地转感，无恶心呕吐，无意识障碍，无耳鸣耳聋，无胸闷胸痛，无腹胀腹痛。饮食尚可，睡眠欠佳，二便调。

【查体】右臂外展、背伸受限；左臂正常。四肢肌力 5 级，肌张力正常，病理征未引出。VAS 评分 6 分。舌红、苔薄白，脉弦。目诊可见龙路脉络弯曲、弯度大，脉络多而集中、靠近瞳仁，脉络边界浸润浑浊、模糊不清，脉络根部增粗，颜色深红，脉络末端可见小斑点，白睛、黑睛正常。

【诊断】

壮医诊断：旁巴尹（肩痹）。

西医诊断：肩周炎。

【治疗】采用壮医刮痧排毒疗法治疗（如附录图 3-1、图 3-2 所示）。

（1）刮痧器具：刮痧板、壮医刮痧排毒油。

（2）刮痧部位。

双侧肩颈部：手太阳经从肩中俞刮至肩贞。足太阳经从天柱刮至肝俞和魄门，督脉从大椎刮至至阳。

（3）刮痧方法：患者取卧位，刮痧采用重刺激手法，以泄为主，痛点采用点刮按压，先刮中间的脊椎，再刮左右两侧肩部，重点刮右肩部，以刮出红色或紫黑色疹点为度，凡出痧颜色最深处即为痛点，痛点可再次点刮 30 次。刮痧结束后患者觉肩部疼痛缓解，右肩屈伸活动较前自如。每次刮痧治疗间隔 4 日，宜痧点消退后再刮。

二诊（2019 年 11 月 7 日）：患者诉右肩疼痛有所减轻，活动仍受限，但活动幅度较前增大。予拔罐治疗，选择痧疹点或痧斑及背俞穴（神道、心俞、肝俞、脾俞、膈俞、肾俞）拔罐，运用闪火法，留罐 8 ～ 10 分钟。术毕，令患者饮温开水一杯，嘱其避风寒，当天不沐浴。

三诊（2019 年 11 月 12 日）：患者自诉肩关节疼痛明显缓解，活动时稍有疼痛，外展幅度可达 80°，继续予刮痧、拔罐治疗，治疗方法同前。治疗 5 次后随访 3 个月，患者肩关节疼痛已消失，活动时偶有不适感，屈伸度尚可，疗效较显著。

【按语】本案患者劳累后气血虚弱，抗病能力不足，加之生活起居不调，风寒湿毒乘虚而入，痹阻于肩部龙路、火路，使之阻滞不畅，气血瘀滞不行，筋肌失养，发为此病。治疗原则以解毒、祛瘀、补虚为要，腰部刮痧可有效疏通局部气血，再配以壮医竹药罐治疗，使经脉通畅，毒邪排出有路可循，龙路、火路得以通达。临床观察选用壮医刮痧排毒疗法治疗本类疾病，疗效甚佳。

典型病例 2

患者许某某，女，25 岁。2019 年 11 月 2 日初诊。

【主诉】右肩关节活动受限伴疼痛 3 天。

【病史】患者 3 天前因外伤出现右肩关节抬举困难、活动受限，伴疼痛，无肢体乏力。为求系统治疗，遂来就诊。症见：右肩关节抬举困难，各个方向活动受限，屈伸疼痛，无肢体麻木，无头晕头痛，无天旋地转感，无恶心呕吐，无意识障碍，无耳鸣耳聋，无胸闷胸痛，无腹胀腹痛。饮食尚可，睡眠欠佳，二便调。

【查体】右肩部活动因疼痛受限。右侧直臂抬高试验 75°（＋），加强试验（＋），右臂外展背伸受限，左侧正常。四肢肌力 5 级，肌张力正常，病理征未引出。VAS 评分 5 分。舌红、苔薄白，脉弦。目诊可见龙路脉络弯曲、弯度大，脉络边界浸润浑浊、模糊不清。

【诊断】

壮医诊断：旁巴尹（肩痹）。

西医诊断：肩周炎。

【治疗】采用壮医刮痧排毒疗法治疗（如附录图 4 所示）。

（1）刮痧器具：刮痧板、壮医刮痧排毒油。

（2）刮痧部位。

双侧肩颈部：手太阳经从肩中俞刮至肩贞。足太阳经从天柱刮至肝俞和魄门，督脉从大椎刮至至阳。

（3）刮痧方法：患者取卧位，刮痧采用重刺激手法，以泄为主，痛点采用点刮按压，先刮中间的脊椎，再刮左右两侧肩部，重点刮右肩部，以刮出红色或紫黑色疹点为度，凡出痧颜色最深处即为痛点，痛点可再次点刮30次。刮痧结束后患者觉肩部疼痛缓解，右肩屈伸活动较前自如。每次刮痧治疗间隔4日，宜痧点消退后再刮。

二诊（2019年11月7日）：患者诉右肩疼痛有所减轻，活动仍受限，但活动幅度较前加大。予拔罐治疗，选择痧疹点或痧斑及背俞穴（神道、心俞、肝俞、脾俞、膈俞、肾俞）拔罐，运用闪火法，留罐8～10分钟。术毕，令患者饮温开水一杯，嘱其避风寒，当天不沐浴。

三诊（2019年11月12日）：患者自诉肩关节疼痛明显缓解，活动时稍有疼痛，活动幅度已恢复正常，继续予刮痧、拔罐治疗，治疗方法同前。治疗5次后随访3个月，肩关节疼痛和活动不适感消失，屈伸度佳，疗效显著。

【按语】本案患者受外伤后，毒邪内生，痹阻于肩部龙路、火路，使之阻滞不畅，气血瘀滞不通，关节筋脉失养而发为旁巴尹（肩痹）。治疗原则以解毒祛瘀为要，腰部刮痧可有效疏通局部气血，再配以壮医竹药罐治疗，使经脉通畅，毒邪排出有路可循，龙路、火路得以通达。临床观察选用壮医刮痧排毒疗法治疗本类疾病，疗效甚佳。

（三）颈椎病

颈椎病又称颈椎综合征，是一种以椎间盘退行性病理改变为基础的疾患，主要由于颈椎长期劳损、骨质增生或椎间盘脱出、韧带增厚，致使颈椎脊髓、神经根或椎动脉受压，出现一系列功能障碍。

壮医称颈椎病为"活邀尹（hoziuin）"，认为该病多由机体正气虚弱、外感毒邪、筋骨劳倦、龙路和火路阻塞不通、气血瘀滞所致，临床以颈项部疼痛、上肢麻木、眩晕、头痛、记忆力减退，头转向一侧时头晕加重，恶心、呕吐等症状为主要表现。目前，颈椎病的治疗大致分为手术治疗、保守治疗两大类。由于手术治疗创伤大、风险高，临床上大部分患者以针灸、药物、推拿、刮痧等保守治疗为主。

典型病例 1

患者袁某某，女，21 岁。2020 年 2 月 1 日初诊。

【主诉】反复颈肩部疼痛伴头晕 1 周。

【病史】患者 1 周前无明显诱因出现颈肩部疼痛不适，伴双上肢疼痛，呈间歇性和轻度至中度疼痛，劳累后加重，卧床休息后可减轻，头晕。无恶心呕吐，无胸闷气促，无发热，无抽搐及意识丧失，未系统诊治。现为求系统诊治，遂来就诊。症见：颈肩部疼痛，活动因疼痛受限，头晕，伴双上肢麻木，休息后减轻，偶有咽部不适。无头痛，无天旋地转感，无恶寒发热，无恶心呕吐，无胸痛气促，无耳鸣耳聋，无视物模糊及无一过性黑蒙，无抽搐发作及跌倒发作，无意识障碍。胃纳可，睡眠较差，小便正常，大便秘结。

【查体】颈部活动受限、肌肉紧张，颈椎棘突旁压痛（＋），双侧枕大神经出口处及斜方肌上缘中点压痛（＋），双侧臂丛神经牵拉试验（±），双侧 adson 征（－），扣顶试验（＋），引颈试验（－）。四肢感觉、血运无明显异常。双瞳孔等大同圆、直径约 3.0 毫米、对光反射灵敏，眼动灵活，无面舌瘫。四肢肌力 5 级，肌张力正常，腱反射对称，病理征未引出。感觉系统及共济运动查体未见明显异常。舌淡红、苔薄白，脉沉细。目诊可见龙路脉络弯曲、弯度大，脉络多且分布毫无规则、向瞳孔延伸，脉络边界浸润浑浊、模糊不清。

【诊断】

壮医诊断：活邀尹（颈椎病）。

西医诊断：混合型颈椎病。

【治疗】采用壮医刮痧排毒疗法治疗（如附录图 5 所示）。

（1）刮痧器具：刮痧板、壮医刮痧排毒油。

（2）刮痧部位。

颈部：督脉从哑门刮至大椎，再刮双侧颈夹脊穴。双肩部：从督脉的大椎，经足少阳经的肩井刮至手阳明经的巨骨、肩髃；点刮左右两侧的肩中俞、肩外俞、天宗。

（3）刮痧方法：患者取卧位，刮痧采用重刺激手法，以泄为主，刮拭力度适中，痛点采用点刮按压，先轻刮颈椎，再刮左肩部，最后刮右肩部，重点刮左右颈夹脊穴，以刮出红色或紫黑色痧点为度，凡出痧颜色最深处即为痛点。痛点可再次点刮30次，先轻后重，患者疼痛感较剧。刮痧结束后患者自觉双侧颈肩部疼痛缓解。每次刮痧治疗间隔4日，宜痧点消退后再刮。

二诊（2020年2月6日）：患者告知上症有所减轻，偶有双上肢放射痛，再行刮痧、刺血、拔罐治疗。刮痧后选择痧疹点、痧斑和肩井、巨骨、肩髃、肩中俞、肩外俞、天宗及八脉交会穴中的后溪等进行刺血。针刺深度达皮下0.2～0.3厘米。刺血后用闪火法在刺血点拔罐，留罐8～10分钟。取罐后先用消毒卫生纸擦净血迹，再消毒刺血点。术毕，令患者饮温开水一杯，嘱其避风寒，当天不沐浴。

三诊（2020年2月11日）：患者精神可，颈肩部疼痛不适明显缓解，偶有右上肢麻木，继续予刮痧、拔罐治疗，治疗方法同前。治疗结束后随访3个月，期间未出现疼痛，疗效显著。

【按语】本案患者颈椎病诊断明确，主要由气血虚弱，三道两路功能不足，颈部龙路、火路壅塞不通，使气血瘀滞，肩部失养所致。治疗上当以祛瘀、调气、解毒为要，排毒邪，调气血，使道路畅通而邪去正安。颈部刮痧可有效疏通局部气血，使经脉通畅，毒邪排出，龙路和火路得以通达，则病自安。临床观察选用壮医刮痧排毒疗法治疗颈椎病，疗效甚佳。

典型病例2

患者吴某某，女，40岁。2020年2月2日初诊。

【主诉】反复颈肩疼痛伴头晕2年多，加重3天。

【病史】患者2年前因长期低头工作出现颈肩部疼痛不适，呈间歇性和轻度至中度疼痛，劳累后加重，卧床休息后可减轻，伴头晕、昏沉感。患者未予重视，未行系统治疗，症状时轻时重。3天前劳累后出现颈肩部疼痛加重，颈部肌肉僵硬、活动受限，伴头晕、昏沉感，休息后未见明显缓解。患者为求进一步治疗，遂来就诊。症见：颈肩部疼痛、肌肉僵硬、活动受限，头晕，有昏沉感，偶有胸闷心慌。无头痛，无双上肢麻木，无恶寒发热，无恶心呕吐，无胸痛，无视物模糊和一过性黑蒙，无抽搐发作及跌倒发作，无意识障碍。饮食尚可，睡眠欠佳，二便正常。

【查体】颈部肌肉紧张、活动受限，颈椎棘突旁压痛（+），双侧枕大神经出口处及斜方肌上缘中点压痛（+），右上肢臂丛神经牵拉试验（-），左上肢臂丛神经牵拉试验（-），双侧 adson 征（-），扣顶试验（+），引颈试验（+）。舌暗红、苔薄白，脉弦涩。目诊可见龙路脉络边界浸润浑浊、模糊不清。

【诊断】

壮医诊断：活邀尹（颈椎病）。

西医诊断：混合型颈椎病。

【治疗】采用壮医刮痧排毒疗法治疗（如附录图 6-1、图 6-2 所示）。

（1）刮痧器具：刮痧板、壮医刮痧排毒油。

（2）刮痧部位。

颈部督脉从哑门刮至大椎；双侧足太阳经从大杼刮至膈俞；双侧足少阳经从风池刮至肩井；双肩部从督脉的大椎经足少阳经的肩井刮至手阳明经的巨骨、肩髃，点刮双侧的肩中俞、肩外俞、秉风、天宗。

（3）刮痧方法：患者取卧位，刮痧采用重刺激手法，以泄为主，痛点采用点刮按压，先轻刮中间的颈椎，再刮左肩部，最后刮右肩部，重点刮双侧足少阳经，以刮出红色或紫黑色痧点为度，凡出痧颜色最深处即为痛点，痛点可再次点刮 30 次。患者疼痛感较剧，刮痧结束后患者自觉双侧颈肩部疼痛缓解。每次刮痧治疗间隔 4 日，宜痧点消退后再刮。

二诊（2020 年 2 月 7 日）：患者告知上症有所减轻，偶有双上肢放射痛，再行刮痧、刺血、拔罐治疗。刮痧方法同前，刮痧完毕，选择痧疹点或痧斑和肩井、巨骨、肩髃、肩中俞、肩外俞、秉风、天宗及八脉交会穴中的后溪、背俞穴中的大杼、肺俞、膈俞等进行刺血。针刺深度达皮下 0.2 ～ 0.3 厘米。刺血后用闪火法在刺血点拔罐，留罐 8 ～ 10 分钟。取罐后先用消毒卫生纸擦净血迹，再消毒刺血点。术毕，令患者饮温开水一杯，嘱其避风寒，当天不沐浴。

三诊（2020 年 2 月 13 日）：患者精神可，颈肩部疼痛不适明显缓解，无上肢麻木。继续予刮痧、拔罐治疗，治疗方法同前。治疗结束后随访 3 个月，期间未出现疼痛，疗效显著。

【按语】本案患者因过度劳作，致气血偏衰，道路功能不足，龙路、火路瘀滞不畅，气血痹阻于颈项，筋肉失于滋养而发病。治疗上当以调气、解毒、补虚为要，排毒邪，调补气血，使道路畅通而邪去正安。颈部刮痧可有效疏通局部气血，使经脉通畅，毒邪排出，龙路和火路得以通达，则病自愈。临床观察选用壮医刮痧排毒疗法治疗颈椎病，疗效甚佳。

（四）小儿发热

发热是儿科多种疾病中最为常见的症状，一般病情较急，多有反复，如处理不当极易出现高热惊厥等并发症，严重影响患儿的生长发育。临床上常予解热镇痛类西药对症处理，但该类药物作用持续时间短，发热易反复，且连续应用有一定的不良反应。

壮医称外感发热为"勒爷发得（lwgnyez fatndat）"，壮医认为，人体正气虚弱，毒邪内侵，三道两路受阻，天、地、人三气的同步平衡被打破，从而导致疾病发生。小儿发热多因外感诸毒，毒邪侵袭人体，致脏腑功能和三气运行失调，气道不顺，三道两路不畅，热郁肌表而发病。

典型病例1

患者陈某某，男，12岁。2020年1月12日初诊。

【主诉】发热1天。

【病史】患儿1天前因外出感寒后发热，最高体温39℃，面色潮红，肢体乏力。无咳嗽咳痰，无流涕，无心慌胸闷，无头晕头痛。为系统诊治，遂来就诊。症见：发热恶寒，体温38.5℃，咽痛，面色潮红，精神欠佳，稍乏力。无咳嗽咳痰，无流涕，无气喘胸痛，无口干口苦。纳可，寐差，二便尚调。

【查体】心肺腹查体未见明显异常，咽部稍充血，扁桃体肿大，淋巴结肿大，未见皮下出血点及皮疹。舌红、苔薄微黄，脉弦数。目诊可见龙路脉络多且集中靠近瞳仁。

【诊断】

壮医诊断：勒爷发得（外感发热）。

西医诊断：发热。

【治疗】采用壮医刮痧排毒疗法治疗（如附录图 7 所示）。

（1）刮痧器具：刮痧板、壮医刮痧排毒油。

（2）刮痧部位。

夹脊穴：督脉旁开 1.5 寸，从肺俞刮至三焦俞。大椎穴。第 7 颈椎棘突下凹陷中。三关：前臂桡侧缘，从腕横纹至肘横纹。六腑：前臂尺侧缘，从肘横纹至腕横纹。天河水：前臂正中总筋至洪池（曲泽）一线。

（3）刮痧方法：患儿取平卧位，充分暴露刮治部位。用刮痧板边缘将滴在皮肤上的刮痧油由下往上涂匀，沉肩、垂肘，运腕、用指，使刮板与刮拭部位呈 45°～90° 角，由上往下、由内往外刮。术毕，用清洁的卫生纸或毛巾擦拭干净残留的油渍，迅速给患儿穿衣保暖。刮痧后，患儿疼痛感较剧，自觉精神好转。每次刮痧治疗间隔 4 日，宜痧点消退后再刮。

二诊（2020 年 1 月 17 日）：患儿诉初诊后的第 2 天已无发热症状，精神明显好转，无乏力。再行刮痧以巩固疗效。刮痧部位及方法同前。治疗后嘱患者避风寒，当天不沐浴。

【按语】本案患儿感染风寒后急性发热，毒邪之气侵袭经脉，使气血偏亢，致龙路、火路阻滞不通。治疗以解毒、调气为主，使毒邪去，道路畅通而正气复安。背部刮痧可有效促进局部气血运行，使经脉通畅，毒邪排出，龙路和火路得以通达，则病自安。临床观察选用壮医刮痧排毒疗法治疗小儿发热，疗效甚佳。

典型病例 2

患儿李某某，男，9 岁。2020 年 1 月 15 日初诊。

【主诉】发热 4 小时。

【病史】患儿晨起发热，最高体温 38.1℃，面色稍红，肢体稍乏力，偶有咳嗽，无咳痰，无流涕，无心慌胸闷，无头晕头痛，为系统诊治，遂来就诊。症见：发热恶寒，体温 38.3℃，精神欠佳，稍乏力，偶有咳嗽。无咳痰，无流涕，无气喘胸痛，无口干口苦。纳可，寐差，二便尚调。

【查体】心肺腹查体未见明显异常，面色稍潮红，咽部稍充血，扁桃体、淋巴结无肿大，未见皮下出血点及皮疹。舌红、苔黄，脉弦数。目诊可见龙路脉络边界浸润浑浊、界限不清，脉络散且靠近眼球边缘。

【诊断】

壮医诊断：勒爷发得（外感发热）。

西医诊断：发热。

【治疗】采用壮医刮痧排毒疗法治疗（如附录图 8 所示）。

（1）刮痧器具：刮痧板、壮医刮痧排毒油。

（2）刮痧部位。

夹脊穴：督脉旁开 1.5 寸，从肺俞刮至三焦俞。大椎穴：第 7 颈椎棘突下凹陷中。三关：前臂桡侧缘，从腕横纹至肘横纹。六腑：前臂尺侧缘，从肘横纹至腕横纹。天河水：前臂正中总筋至洪池（曲泽）一线。

（3）刮痧方法：患儿取平卧位，充分暴露刮治部位进行刮痧治疗。

二诊（2020 年 1 月 20 日）：患儿及家属因个人原因未能再次就诊，电话随访，患儿家属诉初诊当天已退热，精神好转，症状明显减轻。

【按语】本案属壮医三道两路病范畴，考虑患儿生活饮食、起居不慎，脏腑功能失调，邪毒内生，阻滞三道两路，致气血偏亢而发病。治疗以解毒、调气为主，使毒去道路畅通而正气复安。背部刮痧可有效疏通局部气血，使经脉通畅，毒邪排出，龙路和火路得以通达，则热退身静。临床观察选用壮医刮痧排毒疗法治疗小儿发热，疗效显著。

二、壮医药线点灸清毒疗法临床应用

（一）痛风性关节炎

痛风是一种嘌呤代谢障碍导致尿酸生成增多或尿酸排泄异常，尿酸盐结晶沉积于组织、关节而诱发的复发性异质性炎性疾病。临床特点为反复发作的关节红肿疼痛、功能障碍，严重者可出现痛风石、关节畸形、肾功能损害等。古代医家认为，痛风性关节炎的主要病因为外邪侵袭、脏腑虚损、饮食不节等。现代医家认为，痛风性关节炎的急性发作大多为风、寒、湿、热等邪气夹杂，瘀血、痰浊、郁热化毒，从而痹阻经络关节。

壮医称痛风为"隆芡（lungzcenh）"，壮医认为，"毒"和"虚"的作用导致人体天、地、人三气不能同步，三道两路运行不畅，毒素（尿酸）积聚于肌体、关节而发为隆芡（痛风）。

典型病例 1

患者唐某某，女，35 岁。2020 年 1 月 5 日初诊。

【主诉】右下肢疼痛、肿胀 4 天。

【病史】患者 4 天前无明显诱因出现右踝关节肿胀、疼痛，活动受限，局部肤温较高。无头晕头痛，无恶心欲吐，无腹痛腹泻。为求系统诊治，遂来就诊。症见：神清，精神可，右踝关节肿胀、疼痛，局部肤温较高，皮肤稍红。无瘀斑瘀点，无腹痛腹泻，无恶心呕吐，无心慌胸闷，无口干口苦等不适。纳可，寐一般，二便调。

【查体】心肺查体未见明显异常，右踝关节压痛（＋），右踝关节肿胀明显，活动明显受限，局部肤温偏高。无瘀斑瘀点，四肢关节无畸形，无下肢静脉曲张，足背动脉搏动正常，余肢体无异常。生理反射存在，病理反射未引出。舌红、苔白夹黄，脉浮数。目诊可见龙路脉络弯曲、弯度一般，脉络多而集中、靠近瞳仁，脉络边界浸润浑浊、模糊不清，颜色粉红，脉络末端可见瘀斑，白睛血丝明显。

【诊断】

壮医诊断：隆芡（痛风）。

西医诊断：痛风性关节炎。

【治疗】采用壮医药线点灸清毒疗法治疗（如附录图 9 所示）。

（1）点灸器具：壮医清毒药线一号（直径 1 毫米）、酒精灯、打火机。

（2）点灸部位及要点：遵循"寒手热背肿在梅，瘘肌痛沿麻络央，唯有痒疾抓长子，各疾施灸不离乡"的原则，凡肿块取局部梅花穴（即肿胀皮肤周围上下左右各 1 个穴位，中间 1 个穴位，共 5 个穴位形成梅花状）、肾俞、足三里进行点灸，并配合点灸大椎和双侧的曲池、外关、阳陵泉、丰隆、合谷、太冲、阴陵泉，每个穴位点灸 1 壮，每隔 10 分钟点灸 1 次，每日点灸 3 次，4 日为 1 个疗程，点灸 1 个疗程。嘱患者治疗期间低嘌呤饮食，绝对禁酒，避免患处受挤压与感染。

二诊（2020 年 1 月 6 日）：患者诉治疗后右踝关节疼痛减轻，肿胀稍减，局部肤温仍稍高。无瘀斑瘀点，无恶心呕吐，无心慌胸闷，无口干口苦，继续予药线点灸治疗。治疗后嘱患者注意避免患处受挤压与感染。

三诊（2020 年 1 月 7 日）：患者精神可，右踝关节已无明显疼痛，局部肤温正常，无瘀斑瘀点，但仍有肿胀。继续予药线点灸治疗，方法同前。

四诊（2020 年 1 月 8 日）：患者自诉右踝关节疼痛、肿胀已消失，踝关节活动正常，局部肤温正常，无瘀斑瘀点。继续予药线点灸治疗巩固疗效，方法同前。治疗结束后随访 3 个月，期间未出现疼痛，效果显著。

【按语】本案患者急性发病，关节肿胀、疼痛难忍，根据壮医"毒虚致百病"理论，因邪毒侵袭，阻碍龙路和火路，致使天、地、人三气失衡而发病。因此治疗当以解毒、调气、补虚为原则，通过经壮药液泡制的苎麻线来灼灸肿胀部位及相关穴位，疏通病变部位及周围组织的气血，以达到祛邪解毒、消肿止痛的目的。壮医药线点灸具有消炎退肿、散结止痛、温寒通经、消风除湿、补益强健等功效，点燃的药线通过药力及热力刺激体表穴位和人体经络，从而疏通人体三道两路，恢复体内各部的正常功能，使关节肿消痛止，毒邪得清，最终痊愈、身体康健。临床观察选用壮医药线点灸清毒疗法治疗痛风性关节炎等疾病，疗效显著。

典型病例 2

患者樊某某，女，70 岁。2020 年 3 月 11 日初诊。

【主诉】左足背外侧红肿疼痛 2 天。

【病史】患者 2 天前晨起时发现左足背外侧红肿疼痛，行走、活动时疼痛明显，休息可缓解，自行涂搽药酒后症状未见缓解，现为求系统诊治，遂来就诊。症见：左足背外侧稍红肿，压痛，肤温较高，行走和活动时疼痛明显，休息可缓解。无瘀斑瘀点，无恶寒发热，无肢体麻木乏力，无牵扯放射痛等不适。纳寐可，二便调。

【查体】心肺查体未见明显异常，左足背外侧红肿，压痛，局部肤温较高，活动可，左足背屈伸正常，左下肢肌力及肌张力正常，患肢远端血运、活动、感觉正常。舌红、苔黄腻，脉滑数。目诊可见龙路脉络弯曲、弯度大，脉络多且分布毫无规则、向瞳仁延伸，脉络边界浸润浑浊、模糊不清。

【诊断】

壮医诊断：隆芡（痛风）。

西医诊断：痛风性关节炎。

【治疗】采用壮医药线点灸清毒疗法治疗（如附录图10-1、图10-2所示）。

（1）点灸器具：壮医清毒药线一号（直径1毫米）、酒精灯、打火机。

（2）点灸部位及要点：取肿块局部梅花穴进行点灸，并配合点灸大椎和双侧的曲池、外关、阳陵泉、丰隆、合谷、太冲、阴陵泉，每个穴位点灸1壮，每隔10分钟点灸1次，每日点灸3次，5日为1个疗程。嘱患者治疗期间低嘌呤饮食，绝对禁酒，并注意避免患处受挤压与感染。

二诊（2020年3月12日）：患者诉治疗后左足背外侧疼痛减轻，肿胀稍减，局部肤温仍稍高。无瘀斑瘀点，无恶心呕吐，无心慌胸闷，无口干口苦。继续予药线点灸治疗，治疗后嘱患者注意避免患处受挤压与感染。

三诊（2020年3月13日）：患者精神可，左足背外侧已无明显疼痛，局部肤温稍高，无瘀斑瘀点，但仍有肿胀。继续予药线点灸治疗，方法同前。

四诊（2020年3月14日）：患者自诉左足背外侧疼痛已消失，局部肿胀较前明显减轻，局部肤温正常，活动可。无瘀斑瘀点，继续予药线点灸治疗，方法同前。共治疗5次后患者症状明显好转，仍稍有肿胀，活动可。随访3个月，期间病情未反复，效果显著。

【按语】本案缘由患者感受风、湿、热毒之邪，闭阻经络，气血运行不畅，湿、热之毒邪壅滞于局部，阻滞龙路和火路，致天、地、人三气失衡而引起肌肉、筋骨疼痛，痛有定处。病位在左足背，病性属实。因此治疗当以解毒、调气、活血为原则，通过用壮药液泡制的苎麻线来灼灸肿胀部位及相关穴位，疏通病变部位及周围组织的气血，以达到祛邪解毒、消肿止痛的目的。点燃的药线通过药力及热力刺激体表穴位和人体经络，从而疏通人体三道两路，恢复体内各部的正常功能，使关节湿热之毒排出体外，从而达到止痛消肿、清除毒邪之功效，最终使身体康健。临床观察选用壮医药线点灸清毒疗法治疗痛风性关节炎等疾病，疗效显著。

（二）带状疱疹

带状疱疹是人体抵抗力下降时，某些因素如创伤、疲劳、恶性肿瘤、病后虚弱、使用免疫抑制剂等致体内隐藏的水痘－带状疱疹病毒被激活，并沿感觉神经轴索下行，到达该神经所支配区域的皮肤内复制，引起疱疹及神经痛为主要特征的一种常见皮肤病。该病好发于春秋季节，按神经节段呈单侧性分布，常伴低热、皮肤疼痛等，严重影响患者的生活质量。

壮医称带状疱疹为"㾷呗啷（baenzbaezlangh）"，壮医认为，热毒、火毒、湿毒之邪侵袭人体，滞于龙路、火路，是带状疱疹后遗神经痛发生的主要原因。毒气入侵使气血蕴积于肌表，皮肤龙路、火路网络阻滞不通，甚至引起火路的调节中枢——坞乱（大脑）的功能失调，气血失衡，三气不能同步协调而发病。壮医药线点灸疗法对带状疱疹有较好的疗效，能有效缓解疼痛，改善睡眠，提高生活质量，提高人体免疫力，且费用低廉，操作简单。

典型病例 1

患者杨某某，男，70 岁。2020 年 2 月 10 日初诊。

【**主诉**】发现右下肢疱疹伴疼痛 2 周。

【**病史**】患者平素嗜食肥甘，且长期劳累，2 周前发现右下肢疱疹，呈粉红色，带状排列、簇状分布，伴有持续性胀痛和刺痛。当时自行涂搽药膏治疗，效果不佳。现为求系统诊治，遂来就诊。症见：右下肢疱疹，呈粉红色，带状排列、簇状分布，有烧灼样疼痛，呈阵发性，持续时间约 10 秒，疼痛稍影响睡眠，但能入睡。无口干口苦，偶有头晕，无肢体活动不利，无恶寒发热，无心慌胸闷。纳寐一般，二便调，近期体重无明显变化。

【**查体**】心肺腹查体未见明显异常，右下肢疱疹，呈粉红色，带状排列、簇状分布，有压痛，局部肤温较高，患肢远端血运、活动、感觉正常。VAS 评分 7 分。舌红、苔黄腻，脉滑数。目诊可见龙路脉络边缘浸润浑浊、模糊不清，脉络多且集中靠近瞳仁。

【**诊断**】

壮医诊断：㾷呗啷（蛇串疮）。

西医诊断：带状疱疹。

【治疗】采用壮医药线点灸清毒疗法治疗（如附录图 11-1、图 11-2 所示）。

（1）点灸器具：壮医清毒药线一号（直径 1 毫米）、酒精灯、打火机。

（2）点灸部位及要点：遵循"寒手热背肿在梅，痿肌痛沿麻络央，唯有痒疾抓长子，各疾施灸不离乡"的原则，凡是皮疹类疾病引起瘙痒、疼痛等症状者，选取最先出现或最大的疹子作为穴位点灸，同时在疱疹周围点灸梅花穴 3～5 壮，皮损的头尾各取两点点灸 3～5 壮，配合针刺治疗，在皮损的头尾各刺 3 针，针尖相对，疱疹周围以梅花针刺之。针刺后用壮医药艾条灸局部，将毒邪限于局部。4 日为 1 个疗程，共点灸 2 个疗程。嘱患者治疗期间清淡饮食，绝对禁酒，并注意避免患处受挤压与感染。

二诊（2020 年 2 月 11 日）：患者诉治疗后右下肢疼痛稍减轻，仍可见少许簇状水疱样皮疹，以右下肢为主，呈带状分布。无瘀斑瘀点，无恶心呕吐，无心慌胸闷，无口干口苦。继续予药线点灸配合针刺治疗。治疗后嘱患者注意避免患处受挤压与感染。

三诊（2020 年 2 月 18 日）：治疗 8 次后，患者疼痛症状明显好转，精神可，右下肢可见疱疹结痂，部分已脱落，伴色素沉着。随访 3 个月，疱疹已全部结痂脱落，疼痛消失，效果佳。

【按语】本案由患者感受风火或湿毒之邪引起，与情志、饮食、起居失调等因素有关。患者平素嗜食肥甘厚腻，湿热之邪蕴结于体内，加之长期劳累，体质虚弱，湿热毒邪滞留于龙路、火路并随气血流动蕴积于肌表，使皮肤龙路、火路网络分支阻滞不通，最终导致气血失衡，三气不能同步协调运行，湿热之毒邪发于体表皮肤而发为本病。因此，治疗当以调气、和血、解毒为原则，通过用壮药液泡制的苎麻线来灼灸疱疹部位及相关穴位，疏通病变部位及周围皮肤的气血，从而疏通人体三道两路，恢复体内各部的正常功能，使皮肤湿热之毒排出体外，从而达到排毒止痛之功效，使身体恢复健康。临床观察选用壮医药线点灸清毒疗法治疗带状疱疹等疾病，疗效显著。

典型病例 2

患者秦某某，男，23 岁。2020 年 1 月 26 日初诊。

【**主诉**】发现右侧颈部、肩部疱疹伴疼痛 4 日。

【**病史**】患者长期劳累，4 日前右侧颈部、肩部出现疱疹，呈粉红色，簇状分布，瘙痒，伴有烧灼样疼痛。无头晕头痛，无心慌胸闷。现为求系统诊治，遂来就诊。症见：右侧颈部、肩部疱疹，呈粉红色，簇状分布，有持续性烧灼样疼痛。无口干口苦，无头晕头痛，无肢体活动不利，无恶寒发热，无心慌胸闷。纳寐一般，二便调，近期体重无明显变化。

【**查体**】心肺腹查体未见明显异常，右侧颈部、肩部疱疹，呈粉红色，簇状分布，有压痛，局部肤温较高，患肢远端血运、活动、感觉正常。VAS评分 6 分。舌淡红、苔白腻，脉滑数。目诊可见龙路脉络弯曲、弯度大，脉络多且分布毫无规则、向瞳仁延伸，脉络边界浸润浑浊、模糊不清。

【**诊断**】

壮医诊断：痿呗啷（蛇串疮）。

西医诊断：带状疱疹。

【**治疗**】采用壮医药线点灸清毒疗法治疗（如附录图 12 所示）。

（1）点灸器具：壮医清毒药线一号（直径 1 毫米）、酒精灯、打火机。

（2）点灸部位及要点：选取最先出现或最大的疹子作为穴位点灸，同时在颈肩部疱疹周围点灸梅花穴 3～5 壮，皮损的头尾各取两点各灸 3～5 壮，将毒邪限于局部。4 日为 1 个疗程。嘱患者治疗期间清淡饮食，绝对禁酒，并注意避免患处受挤压与感染。

二诊（2020 年 1 月 27 日）：患者诉治疗后右侧肩颈部疼痛、瘙痒稍减轻，仍可见少许簇状水疱样皮疹，部分可见结痂。无瘀斑瘀点，无恶心呕吐，无心慌胸闷，无口干口苦。继续予药线点灸治疗。治疗后嘱患者注意避免患处受挤压与感染。

三诊（2020 年 1 月 31 日）：治疗 6 次后，患者疼痛症状明显好转，已无瘙痒感，精神可，右侧肩颈部可见疱疹结痂且大部分已脱落，伴色素沉着。随访 3 个月，疱疹已全部结痂脱落，疼痛、瘙痒消失，效果佳。

【**按语**】本案患者处于急性发病期，疼痛、瘙痒较甚。患者长期劳累，体质虚弱，感受湿毒之邪，毒邪滞留于龙路、火路并随气血流动蕴积于肌表，使皮肤龙路、火路网络分支阻滞不通，最终导致气血失衡，三气不能同步协调运行，湿毒之邪发于体表皮肤而发为本病。因此治疗当以解毒、祛瘀为原则，毒邪化解，瘀滞得通，则道路通畅，从而达到排毒的目的。通过用壮药液泡制的苎麻线来灼灸疱疹部位及相关穴位，从而疏通人体三道两路，使毒邪得除，瘀滞得通，体内各部恢复正常功能，最终痊愈。临床观察选用壮医药线点灸清毒疗法治疗带状疱疹等疾病，疗效显著。

（三）荨麻疹

荨麻疹是一种临床常见的皮肤黏膜过敏性疾病，临床表现为皮肤出现红色斑块，稍高于皮肤，形状不规则，边界清楚，瘙痒难忍，此起彼伏，遇风易发，可伴头晕、发热、恶心、呕吐、纳食减少、腹痛、腹泻、呼吸困难等。该病病因复杂，约有 3/4 的患者找不到发病原因。其发病机理尚未完全清楚，目前主要分免疫性和非免疫性两类。治疗主要是对症处理及服用抗组胺药物，但抗组胺药物的副作用较明显，服用后常有眩晕、口干、嗜睡、食欲减退等症状，因此不宜长期服用，其治疗有一定的局限性。

壮医称荨麻疹为"笨隆（baenzlauz）"，壮医认为，本病是由风毒入侵人体肌肤，游走不定或结于局部，阻滞龙路、火路，龙路、火路气机不畅所致。"疾患并非无中生，乃系气血不均衡"，风毒病亦是由气血失衡所致。

典型病例 1

患者罗某某，女，35 岁。2020 年 1 月 31 日初诊。

【主诉】左手局部皮疹伴瘙痒 6 天。

【病史】患者 6 天前因外出感受风寒后，左手背、左前臂内侧等部位出现红色斑块，瘙痒难忍，发热，最高体温 38.3℃，食欲不振，恶心欲吐。无头晕头痛，无心慌胸闷，现为求系统诊治，遂来就诊。症见：左手背、左前臂内侧等部位有少量红色斑点样皮疹散在分布，瘙痒难忍，食欲不振。无口干口苦，无头晕头痛，无肢体活动不利，无恶寒发热，无心慌胸闷。纳差，寐一般，二便调，近期体重无明显变化。

【查体】心肺腹查体未见明显异常，左手背、左前臂内侧等部位有少量红色斑点样皮疹散在分布。舌红、苔白腻，脉弦数。目诊可见龙路脉络弯曲少、弯度小，脉络呈粉红色。

【诊断】

壮医诊断：笨隆（瘾疹）。

西医诊断：荨麻疹。

【治疗】采用壮医药线点灸清毒疗法治疗（如附录图 13-1、图 13-2 所示）。

（1）点灸器具：壮医清毒药线一号（直径 1 毫米）、酒精灯、打火机。

（2）点灸部位及要点：选取最先出现或最大的疹子作为穴位进行点灸，同时在手背、手前臂内侧部疹子周围点灸梅花穴 3～5 壮，皮损的头尾各取两点点灸 3～5 壮，将毒邪限于局部。4 日为 1 个疗程。嘱患者治疗期间清淡饮食，绝对禁酒，并注意避免患处受挤压与感染。

二诊（2020 年 2 月 1 日）：患者诉治疗后左手部瘙痒较前减轻，可见部分皮疹结痂。无瘀斑瘀点，无恶心呕吐，无心慌胸闷，无口干口苦。继续予药线点灸治疗。治疗后嘱患者注意避免患处受挤压与感染。

三诊（2020 年 2 月 3 日）：治疗 4 次后，患者瘙痒症状已消失，精神可，左手部可见皮疹结痂且大部分已脱落，效果佳。

【按语】本案由感受风毒引起。风毒侵入人体，阻滞于龙路、火路，通过气血运行蕴结于肌表皮肤，使皮肤道路壅塞，气血失调、运行不畅，天、地、人三气不能同步运行而发为此病。因此治疗当以解毒、祛瘀为原则，通过用壮药液泡制的苎麻线来灼灸皮疹部位及相关穴位，从而疏通人体三道两路，使毒邪得除，瘀滞得通，则道路通畅，体内各部功能恢复正常，最终促使疾病痊愈。临床观察选用壮医药线点灸清毒疗法治疗荨麻疹等皮肤疾病，疗效显著。

典型病例 2

患者区某某，女，24 岁。2020 年 1 月 30 日初诊。

【主诉】发现右手皮疹伴瘙痒 2 天。

【病史】患者 2 天前无明显诱因右侧手背、虎口等部位出现红色斑块，瘙痒难忍，恶心欲吐。无头晕头痛，无心慌胸闷。现为求系统诊治，遂来就诊。症见：右侧手背、虎口等部位有红色斑点样皮疹散在分布，瘙痒。无口干口苦，无头晕头痛，无肢体活动不利，无恶寒发热，无心慌胸闷。

纳寐一般，二便调，近期体重无明显变化。

【查体】心肺腹查体未见明显异常，右侧手背、虎口等部位有红色斑点样皮疹散在分布。舌淡红、苔白腻，脉滑数。目诊可见龙路脉络弯曲少、弯度小，脉络多向瞳仁延伸，呈粉红色。

【诊断】

壮医诊断：笨隆（瘾疹）。

西医诊断：荨麻疹。

【治疗】采用壮医药线点灸清毒疗法治疗（如附录图 14-1、图 14-2 所示）。

（1）点灸器具：壮医清毒药线一号（直径 1 毫米）、酒精灯、打火机。

（2）点灸部位及要点：选取最先出现或最大的疹子作为穴位点灸，同时在虎口部疹子周围点灸梅花穴 3～5 壮，皮损的头尾各取两点灸 3～5 壮，将毒邪限于局部。4 日为 1 个疗程。嘱患者治疗期间清淡饮食，绝对禁酒，并注意避免患处受挤压与感染。

二诊（2020 年 1 月 31 日）：患者诉经治疗后右侧手部瘙痒稍减轻，可见部分皮疹结痂。无瘀斑瘀点，无恶心呕吐，无心慌胸闷，无口干口苦。继续予药线点灸治疗，治疗后嘱患者注意避免患处受挤压与感染。

三诊（2020 年 2 月 2 日）：治疗 4 次后，患者瘙痒症状消失，精神可，右侧手部可见皮疹结痂且大部分已脱落，效果佳。

【按语】本案由患者感受湿热毒邪引起。湿热毒邪侵袭人体，滞留于龙路、火路，使皮肤龙路、火路网络分支阻滞不通，肌表皮肤气血不通而发为本病。因此治疗当以解毒、祛瘀为原则，通过用壮药液浸泡过的苎麻线来灼灸皮疹部位及相关穴位，从而疏通人体三道两路，使毒邪得解，瘀滞得通，则道路通畅，体内各部功能恢复正常，皮肤湿热之毒排出体外，从而达到清除毒邪、治愈疾病的目的。临床观察选用壮医药线点灸清毒疗法治疗荨麻疹等皮肤疾病，疗效显著。

三、壮医热敏探穴针刺逐毒疗法临床应用

（一）原发性痛经

原发性痛经是妇科疾病中的高发病，主要临床表现为行经前后或行经期出现周期性小腹或腰骶部疼痛，甚至剧痛晕厥，严重危害女性的身心健康。患者多因素体阳虚，经期及经期前后感受寒凉，或过食生冷之品，或经前、经期冒雨、涉水、游泳，或久居湿地，均易导致寒湿之邪客于冲任、胞中，损伤阳气，经期寒凝经脉，气血运行不畅，胞宫经血流通受阻，不通则痛，发为痛经。

壮医称痛经为"京尹（ging'in）"，壮医认为该病病因主要是感受寒毒和精血亏虚两个方面。寒毒等毒邪内侵人体，人体正气与毒邪抗争，若正不胜邪，毒邪阻滞火路，则导致三气不能同步，即可出现疼痛等症状。由于火路受阻的部位不同，其所发生的症状亦不同，若阻于腹部的咪花肠（子宫），则表现为痛经。在经期或经期前后等特殊时期，咪花肠（子宫）中的气血骤然发生变化，由满盈、溢泄转为空虚，体内气血不及营养咪花肠（子宫），则可出现痛经。所谓"不通则痛，不荣则痛"。临床治疗痛经主要以止痛对症治疗为主，而壮医热敏探穴疗法作为壮医的特色治疗方法，在痛经等痛证的治疗上可取得令人满意的疗效。

典型病例1

患者唐某某，女，35岁。2020年1月5日初诊。

【**主诉**】经期下腹部疼痛2年。

【**病史**】患者近2年来迁居东北后月经周期不定，量少色淡，经期下腹部冷痛难忍，伴腰部酸痛。无头晕头痛，无恶心欲吐，无腹泻。现为求系统诊治，遂来就诊。症见：下腹部疼痛，腰部酸胀疼痛，面色㿠白，神疲乏力，精神欠佳。无腹泻，无恶心呕吐，无心慌胸闷，无口干口苦等不适。纳可，寐一般，小便正常，大便溏。

【**查体**】心肺查体未见明显异常，下腹部压痛（＋），发育正常，双侧肢体无水肿，阴道彩超检查未见异常，排除子宫内膜异位症、子宫腺肌症、

盆腔炎症等。舌淡红、苔薄白，脉沉细。目诊可见龙路脉络弯曲、弯度大，脉络边界浸润浑浊、模糊不清，白睛上有黑斑。

【诊断】

壮医诊断：京尹（痛经）。

西医诊断：原发性痛经。

【治疗】采用壮医热敏探穴针刺逐毒疗法治疗（如附录图 15-1、图 15-2 所示）。

（1）热敏探穴针刺器具：壮医通路药艾条、一次性针灸针。

（2）探穴：遵循"先主穴后配穴"的原则，使用点燃的壮医通路药艾条以命门穴为中心探查热敏化腧穴，命门、大肠俞、肾俞、三焦俞、脾俞、秩边、环跳等穴位为热敏化腧穴或热敏点。

（3）针刺：探穴后，对选定的热敏点进行针刺治疗，配合壮医通路药艾条灸命门、肾俞等穴位。30 分钟后出针，出针时可用消毒干棉球轻轻按压穴位以避免出针疼痛，尽量做到无痛出针。每日治疗 1 次。

二诊（2020 年 1 月 6 日）：患者诉治疗后月经期下腹部及腰部疼痛减轻，睡眠和精神较前好转，仍感乏力。无恶心欲吐，无肢体酸软麻木。继续予热敏探穴针刺治疗，治疗后嘱患者避风寒，8 小时后再沐浴。

三诊（2020 年 1 月 15 日）：治疗 10 次后，患者月经期下腹部已无疼痛，乏力症状明显好转，精神佳，面色红润。治疗结束后随访 3 个月，患者均未出现经期腹痛，疗效显著。

【按语】本案患者原发性痛经症状明显，迁居东北寒凉之地后寒毒之邪入侵机体，阻滞于咪花肠（子宫）的龙路、火路网络分支，使龙路、火路不畅，气血壅滞，天、地、人三气不能同步运行而发病。治疗上以疏通龙路和火路、祛寒止痛为原则，使用点燃的以大风皮、姜黄、艾叶、山苍子等为主要成分的壮医通路药艾条进行温和灸探明体表龙路、火路的热敏点进行针刺治疗，因组成壮医通路药艾条的药物均为性温之品，功能温中散寒、行气破瘀、通经止痛，可增强透热之效，使寒毒之邪得以温化或被逐出体外，从而使机体功能恢复正常。综上所述，热敏探穴针刺可通龙路和火路，使经脉通畅，利于逐毒外出。临床观察选用壮医热敏探穴针刺逐毒疗法治疗原发性痛经，疗效显著。

典型病例 2

患者韦某某，女，28 岁。2020 年 1 月 7 日初诊。

【主诉】经前及经期下腹部疼痛 3 年。

【病史】患者近 3 年来月经周期不定，经量偏少且夹瘀块，经色暗红，月经来潮前一天均开始出现下腹部坠胀疼痛难忍，伴腰部酸痛。无头晕头痛，无腹泻，现为求系统诊治，遂来就诊。就诊时为经期第 2 天，症见：下腹部疼痛剧烈，腰部酸胀疼痛，易怒，畏寒欲吐，神疲乏力，精神欠佳。无腹泻，无心慌胸闷，无口干口苦等不适，纳寐差，二便调。

【查体】心肺查体未见明显异常，发育正常，下腹部压痛，双侧肢体无水肿。舌暗、苔薄白，脉涩。目诊可见龙路脉络弯曲、弯度大，脉络多且分布毫无规则、向瞳仁延伸，脉络边界浸润浑浊。

【诊断】

壮医诊断：京尹（痛经）。

西医诊断：原发性痛经。

【治疗】采用壮医热敏探穴针刺逐毒疗法治疗（如附录图 16-1、图 16-2 所示）。

（1）热敏探穴针刺器具：壮医通路药艾条、一次性针灸针。

（2）探穴：遵循"先主穴后配穴"的原则，使用点燃的壮医通路药艾条以命门为中心探查热敏化腧穴，命门、大肠俞、肾俞、三焦俞、脾俞、环跳等穴位为热敏化腧穴或热敏点。

（3）针刺：探穴后，对选定的热敏点进行针刺治疗，配合壮医通路药艾条灸命门、肾俞等穴位。30 分钟后出针，出针时可用消毒干棉球轻轻按压穴位以避免出针疼痛，尽量做到无痛出针。每日治疗 1 次，7 日为 1 个疗程。

二诊（2020 年 1 月 8 日）：患者诉治疗后经前及经期下腹部、腰部疼痛明显减轻，睡眠较前好转，但仍有恶心欲吐感。无肢体酸软麻木。继续予热敏探穴针刺治疗，治疗后嘱患者避风寒，8 小时后再沐浴。

三诊（2020 年 1 月 14 日）：治疗 7 次后，患者经前及经期下腹部、腰部已无疼痛，继续予热敏探穴针刺 3 次巩固疗效。治疗结束后随访 3 个月，经前及经期均未出现腹痛，疗效显著。

【按语】本案患者为原发性痛经的年轻女性，易怒，情志内伤，致火路的中枢——巧坞（大脑）功能紊乱。巧坞（大脑）在上属天部，为人体器官的总指挥，功能失调可引起火路闭塞不畅，气血瘀滞于内，经前瘀滞之气血下注咪花肠（子宫）而发为痛经。治疗上以疏通龙路和火路、祛瘀、调气止痛为原则，使用壮医通路药艾条行温和灸探明体表龙路和火路的热敏点进行针刺治疗，以行气破瘀、通经止痛，将毒邪逐出体外，使机体功能恢复正常。热敏探穴针刺可通龙路和火路，使经脉通畅，利于逐毒外出。临床观察选用壮医热敏探穴针刺逐毒疗法治疗痛经，疗效显著。

（二）膝骨关节炎

膝骨关节炎是一种退行性骨关节疾病，主要病理改变为软骨骨化和骨增生，其发病机理仍无明确定论，临床表现主要为缓慢发生、发展的关节疼痛、僵硬、肿大且伴功能受限，严重者可致关节畸形甚至残疾，是影响中老年人生活质量和身心健康的重要原因之一。目前主要以消炎镇痛药物治疗为主，但消炎镇痛药物对改善膝关节局部异常血流状态无明显疗效，且会引起明显的肝肾和胃肠道等的不良反应。

壮医称膝骨关节炎为"骆芡（ndokcip）"，是壮医痹病的一种。壮医认为"骆芡"缘于患者身体虚弱，风、湿、寒、热等邪毒乘虚而入，阻滞三道两路，使天、地、人三气不能同步而发病。

典型病例 1

患者黄某某，男，45 岁。2019 年 10 月 21 日初诊。

【主诉】膝关节疼痛 3 个月。

【病史】患者 3 个月前劳累后出现膝关节疼痛，久立时疼痛加重，坐卧时疼痛缓解，右下肢水肿，偶有反酸、乏力。无腹痛腹泻，无恶心呕吐，无心慌胸闷，无口干口苦等不适，未行治疗。现为求系统诊治，遂来就诊。症见：膝关节疼痛、活动受限，跑、跳、跪、蹲时尤为明显，右下肢水肿，偶有反酸、乏力，无腹痛腹泻，无恶心呕吐，无心慌胸闷，无口干口苦等不适。纳寐可，二便正常。

【查体】四肢无畸形，右下肢轻度水肿，无下肢静脉曲张，双下肢膝关节无畸形，双侧活动稍受限。双侧足背动脉搏动正常。膝关节旋转提拉试验（＋），浮髌试验（＋），舌红、苔薄，脉滑数。目诊可见龙路脉络弯曲、弯度大，脉络边界浸润浑浊、模糊不清，白睛可见瘀斑。

【诊断】

壮医诊断：骆芡（骨痹）。

西医诊断：膝骨关节炎。

【治疗】采用壮医热敏探穴针刺逐毒疗法治疗（如附录图17-1、图17-2所示）。

（1）热敏探穴针刺器具：壮医通路药艾条、一次性针灸针。

（2）探穴：遵循"先主穴后配穴"的原则，使用点燃的壮医通路药艾条以足三里穴为中心探查热敏化腧穴，足三里、血海、梁丘、上巨虚、光明、申脉等穴位为热敏化腧穴或热敏点。

（3）针刺：探穴后，对选定的热敏点进行针刺治疗，配合电针刺激足三里、上巨虚、光明、申脉等穴位。30分钟后出针，出针时可用消毒干棉球轻轻按压穴位以避免出针疼痛，尽量做到无痛出针。每日治疗1次，4日为1个疗程。

二诊（2019年10月22日）：患者诉治疗后膝关节疼痛稍减轻，活动较前灵活，跑跳时疼痛感仍明显，右下肢水肿稍减轻。无反酸欲吐，无肢体酸软麻木。继续予热敏探穴针刺治疗，治疗后嘱患者减少活动，避风寒，8小时后再沐浴。

三诊（2019年10月23日）：患者诉膝关节疼痛较前明显缓解，屈膝时偶有疼痛，跑跳时疼痛感仍明显，右下肢水肿明显减轻。无肢体酸软麻木，膝关节旋转提拉试验（＋），浮髌试验（＋），继续予热敏探穴针刺治疗。治疗后嘱患者减少活动，避风寒，8小时后再沐浴。

四诊（2019年10月24日）：患者诉膝关节已无疼痛感，活动度可，跑跳时偶有疼痛，右下肢已无水肿。无肢体酸软麻木，膝关节旋转提拉试验（±），浮髌试验（－），配合热敏探穴针刺治疗2个疗程后，症状已基本消除。

【按语】本案患者膝骨关节炎诊断明确，劳累后邪气侵袭经脉，龙路、火路受阻，气血运行不畅，不通则痛，从而导致疼痛和炎症的发生，形成类似于腧穴敏化的状态，此时，运用腧穴热敏化技术可探查两路瘀滞之热敏点以进行疏通。治疗上以疏通龙路和火路、消肿止痛为原则，使用以大风皮、姜黄、艾叶、山苍子等为主要成分的壮医通路药艾条行温和灸探明体表龙路和火路的热敏点进行针刺。因组成壮医通路药艾条的药物均为性温之品，功能温中散寒、行气破瘀、通经止痛，可增强透热之效，使局部毛细血管通透性增加，利于逐毒外出。临床观察选用壮医热敏探穴针刺逐毒疗法治疗本类疾病，疗效显著。

典型病例 2

患者黄某某，男，47 岁。2020 年 2 月 5 日初诊。

【主诉】右膝关节疼痛半年多。

【病史】患者半年前受外伤后右膝关节疼痛，久站久立时疼痛明显，偶有乏力。无咳嗽咳痰，无腹痛腹泻，无恶心呕吐，无心慌胸闷等不适，当时予药膏贴敷关节，效果不佳。现为求系统诊治，遂来就诊。症见：右膝关节疼痛、活动受限，跑、跳、跪、蹲时尤为明显，偶有乏力。无咳嗽咳痰，无腹痛腹泻，无恶心呕吐，无心慌胸闷等不适，双下肢未见明显水肿。纳可，寐差，二便正常。

【查体】右膝关节疼痛，活动受限。四肢、双膝关节无畸形，双下肢无水肿，下肢静脉无曲张，双侧足背动脉搏动正常。右膝关节旋转提拉试验（＋），浮髌试验（＋）。舌红、苔薄，脉滑数。目诊可见龙路脉络多且分布毫无规则、向瞳仁延伸，脉络边界浸润浑浊、模糊不清。

【诊断】

壮医诊断：骆芡（骨痹）。

西医诊断：膝骨关节炎。

【治疗】采用壮医热敏探穴针刺逐毒疗法治疗（如附录图 18-1、图 18-2 所示）。

（1）热敏探穴针刺器具：壮医通路药艾条、一次性针灸针。

（2）探穴：遵循"先主穴后配穴"的原则，使用点燃的壮医通路药艾条以足三里穴为中心探查热敏化腧穴，足三里、血海、梁丘、丰隆、地机、三阴交、申脉等穴位为热敏化腧穴或热敏点。

（3）针刺：探穴后，对选定的热敏点进行针刺治疗，配合壮医通路药艾条在足三里穴行温和灸。30分钟后出针，出针时可用消毒干棉球轻轻按压穴位以避免出针疼痛，尽量做到无痛出针。每日治疗1次。

二诊（2020年2月6日）：患者诉治疗后膝关节疼痛减轻，活动较前灵活，偶有乏力。无咳嗽咳痰，无腹痛腹泻，无恶心呕吐，继续予热敏探穴针刺治疗。治疗后嘱患者减少活动，避风寒，8小时后再沐浴。

三诊（2020年2月15日）：治疗10日后，患者诉膝关节已无疼痛，活动度可，屈曲、旋转运动灵活，跑跳时稍有疼痛，膝关节旋转提拉试验（＋），浮髌试验（－）。

【按语】本案患者膝骨关节炎诊断明确，外伤致经脉损伤，气血瘀滞，龙路、火路受阻，毒邪内生而产生疼痛。运用腧穴热敏化技术可探查两路瘀滞之热敏点以进行疏通。治疗上以疏通龙路和火路、解毒止痛为原则，使用壮医通路药艾条行温和灸探明体表龙路和火路的热敏点进行针刺治疗，以温经通脉、行气破瘀、解毒止痛。热敏探穴针刺使龙路和火路畅通，利于逐毒外出。临床观察选用壮医热敏探穴针刺逐毒疗法治疗本类疾病，疗效显著。

（三）眩晕

眩晕是因机体的空间定位障碍而产生的一种动性或位置性错觉，常见于高血压病、低血压、椎-基底动脉供血不足、贫血等疾病，临床表现主要以头晕、眼花为主，亦可伴有恶心、呕吐、汗出、面色苍白等症状。常见病因主要是供血不足或颅内压增大。

壮医称眩晕为"兰奔（ranzbaenq）"，又称头晕旋转。壮医认为，眩晕多因风、火、痰、虚作祟，致火路瘀滞不通，气血瘀阻于内，使火路的调节枢纽脏腑——巧坞（大脑）功能失调或失去气血的充养，天、地、人三气不能同步运行而发病。故治疗应以祛瘀、调气并配以逐毒为要。

典型病例1

患者许某某，男，30岁。2020年1月12日初诊。

【主诉】头晕目眩反复发作2年多。

【病史】患者2年前因长期劳作后反复出现头晕目眩，伴头顶胀痛，卧床可缓解，易疲乏无力，情绪暴躁。无一过性昏蒙，无呼吸困难，无心慌胸闷等不适，曾在当地医院诊治，效果欠佳。现为求系统诊治，遂来就诊。症见：头晕乏力，伴头顶胀痛，呼吸稍急促，精神欠佳，语声低微，恶心欲吐。无天旋地转感，无耳鸣耳聋，无咳嗽咳痰，无发热恶寒，双下肢未见明显水肿。纳可，寐差，二便调。

【查体】神志清楚，生命体征平稳，心肺腹查体未见明显异常。头部发育正常，无畸形。颈软无抵抗，未见颈静脉曲张，颈部未触及包块。神经系统查体无异常，生理反射存在，病理反射未引出。舌红、苔黄，脉弦数。目诊可见龙路脉络弯曲、弯度大，脉络多而集中、靠近瞳仁，边界清晰，根部增粗，颜色深红，脉络末端可见小斑点，白睛、黑睛正常。

【诊断】

壮医诊断：兰奔（眩晕）。

西医诊断：眩晕。

【治疗】采用壮医热敏探穴针刺逐毒疗法治疗（如附录图19-1、图19-2所示）。

（1）热敏探穴针刺器具：壮医通路药艾条、一次性针灸针。

（2）探穴：遵循"先主穴后配穴"的原则，使用点燃的壮医通路药艾条以大椎穴为中心探查热敏化腧穴，大椎、大杼、天宗、肩贞等穴位为热敏化腧穴或热敏点。

（3）针刺：探穴后，对选定的热敏点进行针刺治疗，配合使用壮医艾灸盒在大椎、大杼等穴位行温和灸。30分钟后出针，出针时可用消毒干棉球轻轻按压穴位以避免出针疼痛，尽量做到无痛出针。每日治疗1次。

二诊（2020年1月13日）：患者诉治疗后头晕目眩症状仍明显，头顶胀痛感减轻，呼吸平缓，精神尚可，语声较前高亢，恶心欲吐感减轻。无腹胀腹痛，无胸闷心慌。继续予热敏探穴针刺治疗，治疗后嘱患者减少活动，避风寒，8 小时后再沐浴。

三诊（2020 年 1 月 22 日）：治疗 10 天后，患者诉头晕目眩、恶心欲吐等症状皆除，声音高亢有力，精神尚佳。随访 3 个月，症状无复发。

【按语】本案患者头晕症状明显，情绪暴躁易怒，严重影响生活质量。该患者为阳毒致病，情志不遂，长期忧郁恼怒，气郁化火，灼伤气血，入侵并直接阻滞龙路、火路，使巧坞（大脑）功能失调而发病。使用壮医药艾条行温和灸探明体表龙路和火路的热敏点进行针刺治疗以调气破瘀、解毒止晕。热敏探穴针刺可通龙路和火路，使经脉通畅，利于逐阳毒外出，恢复天、地、人三气同步运行。临床观察选用壮医热敏探穴针刺逐毒疗法治疗眩晕，疗效显著。

典型病例 2

患者蒋某某，男，23 岁。2020 年 1 月 20 日初诊。

【主诉】头晕目眩反复发作 1 个多月。

【病史】患者 1 个月前无明显诱因出现头晕目眩，伴颈部酸软疼痛，卧床可稍缓解。无一过性昏蒙，无呼吸困难，无心慌胸闷等不适，当时未予重视，现为求系统诊治，遂来就诊。症见：头晕，伴颈部酸软疼痛，精神欠佳。无头痛，无天旋地转感，无耳鸣耳聋，无恶心欲吐，无咳嗽咳痰，无发热恶寒，双下肢未见明显水肿。纳寐差，二便调。

【查体】神志清楚，生命征平稳，心肺腹查体未见明显异常。头部发育正常，无畸形。颈软无抵抗，未见颈静脉曲张，颈部未触及包块。神经系统查体无异常，生理反射存在，病理反射未引出。舌淡红、苔薄白，脉数。目诊可见龙路脉络弯曲、弯度大，脉络少而分散，边界浸润浑浊、模糊不清，颜色呈粉红色，白睛、黑睛正常。

【诊断】

壮医诊断：兰奔（眩晕）

西医诊断：眩晕。

【治疗】采用壮医热敏探穴针刺逐毒疗法治疗（如附录图 20-1、图 20-2 所示）。

（1）热敏探穴针刺器具：壮医通路药艾条、一次性针灸针。

（2）探穴：遵循"先主穴后配穴"的原则，使用点燃的壮医通路药艾条以大椎穴为中心探查热敏化腧穴，大椎、大杼、风门、膈俞、风池、肩井等穴位为热敏化腧穴或热敏点。

（3）针刺：探穴后，对选定的热敏点进行针刺治疗、配合壮医通路药艾条在大椎穴行温和灸。30分钟后出针，出针时可用消毒干棉球轻轻按压穴位以避免出针疼痛，尽量做到无痛出针。每日治疗1次，3日为1个疗程，连续治疗2个疗程。

二诊（2020年1月21日）：患者诉治疗后头晕目眩症状好转，颈部酸胀感减轻，精神尚可。无头痛，无天旋地转感。继续予热敏探穴针刺治疗，治疗后嘱患者减少活动，避风寒，8小时后再沐浴。

三诊（2020年1月25日）：治疗5天后，患者诉头晕目眩、颈部酸胀疼痛等症状明显好转，精神佳。随访3个月，症状无复发。

【按语】本案患者头晕，颈部酸痛症状明显，考虑为太阳热毒从皮肤龙路、火路分支入侵，直接阻滞龙路、火路，使两路气血瘀阻不畅，毒邪顺路上扰巧坞（大脑），使巧坞（大脑）功能失调而发病。运用腧穴热敏化技术探查龙路和火路瘀滞之热敏点以疏通两路，调气化瘀解毒。使用壮医通路药艾条行温和灸探明体表龙路和火路的热敏点进行针刺治疗，以疏通龙路、火路，调气破瘀，从而逐毒外出，恢复天、地、人三气同步运行，以达到治疗眩晕的目的。临床观察选用壮医热敏探穴针刺逐毒疗法治疗眩晕，疗效显著。

（四）癌病

癌病是指发生于机体五脏六腑、四肢百骸的恶性病，西医称之为肿瘤。其发病原因主要与先天因素、环境恶化、饮食不节及遗传因素有关。

壮医称癌病为"卑（baez）"，壮医认为，由于身体虚弱，癌毒乘虚而入，闭阻龙路、火路，以致谷道不化，水道不畅，气道不通，三气失于同步，癌毒久聚而成"卑"。凡癌病证属虚（阳虚、气虚）、寒、湿、痰、瘀者，均是壮医热敏探穴针刺疗法的适应证。

典型病例 1

患者罗某某，女，65 岁。2020 年 2 月 12 日初诊。

【主诉】下腹部疼痛 1 年多。

【病史】患者 1 年前出现下腹部坠胀痛，遂至医院行 B 超检查，结果提示：子宫内壁增厚，内回声欠均匀，边界不清，内透声差，后确诊为子宫内膜癌并行子宫根治切除术，术后化疗 3 次。现为求壮医诊治，遂来就诊。症见：下腹部隐痛，精神差，乏力，恶心欲吐，脸色苍白，脱发严重。阴道无异常出血，无咳嗽咳痰，无发热，无恶寒发冷，无胸闷心慌。纳差，寐一般，二便正常。近期体重减轻 5 千克。

【查体】腹部稍膨隆，腹壁静脉不明显，腹肌稍紧张，有压痛、反跳痛。无液波震颤，全腹未触及包块，阴道无异常分泌物流出，双下肢无水肿。舌淡红、苔白，脉弦细。目诊可见龙路脉络弯曲、弯度大，脉络多而分散，脉络边界浸润浑浊、模糊不清，根部粗，颜色深红，白睛可见瘀斑，黑睛正常。

【诊断】

壮医诊断：卟（子宫内膜癌）。

西医诊断：子宫内膜癌切除术后。

【治疗】采用壮医热敏探穴针刺逐毒疗法治疗（如附录图 21-1、图 21-2 所示）。

（1）热敏探穴针刺器具：壮医通路药艾条、一次性针灸针。

（2）探穴：遵循"先主穴后配穴"的原则，使用点燃的壮医通路药艾条以关元穴为中心探查热敏化腧穴，关元、子宫等穴位为热敏化腧穴或热敏点。

（3）针刺：探穴后，对选定的热敏点进行针刺治疗、同时，依据《中国壮医针刺学》提出的"以环为穴、以痛为穴"的具体取穴原则，选取壮医特定穴阿是穴（痛点）和脐外环穴进行针刺治疗。30 分钟后出针，出针时可用消毒干棉球轻轻按压穴位以避免出针疼痛，尽量做到无痛出针。每日治疗 1 次，7 日为 1 个疗程。

二诊（2020 年 2 月 13 日）：患者诉治疗后下腹部疼痛和恶心欲吐感减轻，偶有乏力，精神稍有好转，面色较前红润。无腹胀腹泻，阴道无异常分泌物流出。继续予热敏针刺治疗，治疗后嘱患者减少活动，避风寒，8小时后再沐浴。

三诊（2020 年 2 月 26 日）：治疗 2 个疗程后，患者诉下腹部已无疼痛，症状明显好转，乏力感明显减轻，面色红润有光泽，精神尚可。随访 3 个月，症状未见复发。

【按语】本案患者子宫切除术后和化疗后，正气虚弱，气血不足，瘀血阻络，致癌毒内生，传至龙路、火路以致两路不通，故治疗当以祛瘀、解毒、调气为主。不祛瘀、不调气则气血道路难通，不逐毒则毒滞不消，调气还可以加强祛瘀、解毒的功效。患者气血不足，尚需配合补虚治疗，以提高机体抗病能力。使用壮医通路药艾条行温和灸探明体表龙路和火路的热敏点进行针刺治疗，并配合选取脐外环穴进行针刺，以补元气、温中散寒、行气破瘀、通经止痛，增强透热之功。热敏探穴针刺可疏通龙路和火路，使经脉通畅，以逐毒外出，使天、地、人三气复归同步。临床观察选用壮医热敏探穴针刺逐毒疗法治疗癌病，疗效佳。

典型病例 2

患者聂某某，女，50 岁。2020 年 1 月 12 日初诊。

【主诉】下腹部疼痛 3 年多。

【病史】患者 3 年前出现下腹部隐痛，阴道异常出血，遂至医院行 B 超检查，提示子宫增大，子宫内膜实质性占位，大小约 3.7 厘米 ×3.4 厘米。行诊刮术，病理结果提示子宫内膜癌。予子宫根治切除术治疗，术后化疗 5 次，现为求壮医诊治，遂来就诊。症见：下腹部偶有隐痛，精神差，乏力，恶心欲吐。阴道无异常出血，无头晕头痛，无发热恶寒，无胸闷心慌。纳差，寐一般，小便正常，大便溏。近期体重无明显变化。

【查体】贫血貌，精神差，心肺查体未见明显异常，腹部有压痛，无反跳痛，无液波震颤，全腹未触及包块，阴道无异常分泌物流出，双下肢无水肿。舌淡、苔白，脉沉细。目诊可见龙路脉络弯曲、弯度大，边界浸润浑浊、模糊不清，根部颜色深红。

【诊断】

壮医诊断：卟（子宫内膜癌）。

西医诊断：子宫内膜癌切除术后。

【治疗】采用壮医热敏探穴针刺逐毒疗法治疗（如附录图 22-1、图 22-2 所示）。

（1）热敏探穴针刺器具：壮医通路药艾条、一次性针灸针。

（2）探穴：遵循"先主穴后配穴"的原则，先针刺脐外环穴、关元及天枢等穴位以摄元气，然后使用点燃的壮医通路药艾条以子宫穴为中心探查热敏化腧穴，子宫穴即为热敏化腧穴或热敏点。

（3）针刺：探穴后，对选定的热敏点进行针刺治疗，同时依据《中国壮医针刺学》所提出的"以环为穴、以痛为穴"的具体取穴原则，选取壮医特定穴关元、子宫和脐外环穴进行针刺治疗。30 分钟后出针，出针时可用消毒干棉球轻轻按压穴位以避免出针疼痛，尽量做到无痛出针。每日治疗 1 次，7 日为 1 个疗程。

二诊（2020 年 1 月 13 日）：患者诉治疗后下腹部疼痛明显减轻，精神稍有好转，乏力感稍减轻，恶心欲吐感好转。贫血貌，阴道无异常分泌物流出，无腹胀腹泻，继续予热敏探穴针刺治疗，治疗后嘱患者避风寒，加强营养摄入，8 小时后再沐浴。

三诊（2020 年 2 月 26 日）：治疗 2 个疗程后，患者诉下腹部疼痛感消失，症状明显好转，精神尚可，面色红润有光泽，查血常规、血红蛋白已恢复至正常水平，无恶心乏力。电话随访 4 个月，症状未见复发。

【按语】本案患者为子宫切除术后和化疗后，正气虚弱，毒邪阻滞龙路、火路，使两路功能失调，癌毒与气血相搏，蕴结于咪花肠（子宫）而发病，治以祛瘀、解毒、调气、补虚为主。使用壮医通路药艾条行温和灸探明体表龙路和火路的热敏点并配合选取脐外环穴进行针刺治疗，以补元气、行气破瘀、通经止痛。热敏探穴针刺可疏通龙路和火路，使经脉通畅，从而逐毒外出，使天、地、人三气复归同步。临床观察选用壮医热敏探穴针刺逐毒疗法治疗癌病，疗效佳。

四、壮医药物竹罐拔毒疗法临床应用

（一）腰肌劳损

腰肌劳损又称功能性腰痛，主要是由于急性腰扭伤或长期反复的劳力运动，造成腰肌使用过度，出现腰部或骶部酸痛、胀痛，反复发作，休息时可减轻，病情随气候和劳累程度的改变而变化。

壮医称腰痛为"核尹（hwetin）"。壮医认为，腰肌劳损因长期劳作致腰部受损，或劳作时汗出，同时感受外来的风、寒、湿等毒邪，寒湿毒邪阻滞于筋脉中，龙路、火路瘀滞不通，气血运行不畅而引起；或是素体虚弱，平日劳作或房事过多，肝肾受损，筋脉骨肉失于濡养而发。

典型病例 1

患者王某某，男，37 岁。2020 年 5 月 3 日初诊。

【**主诉**】反复腰部疼痛 1 年。

【**病史**】患者 1 年前体力劳动后出现腰部疼痛，呈阵发性酸痛，活动轻度受限，自行涂抹药酒后症状好转，未予治疗，腰痛偶有发作。近段时间劳累后腰部疼痛加剧，遂来就诊。症见：腰部疼痛，呈阵发性酸胀痛，疼痛严重时伴右下肢麻木，偶有胸闷胸痛，劳累后明显，休息 10 分钟后可缓解，偶有头晕，呈昏沉感。无心慌，无恶寒发热，无双下肢乏力，无头痛。纳可，寐差，小便调，大便溏烂，每日 3 ～ 4 次。

【**查体**】腰曲变浅，腰活动度正常。双侧肌肉紧张，双侧第 3 腰椎至骶椎棘旁肌肉压痛（＋），无叩击放射痛；左侧直腿抬高试验（－），右侧直腿抬高试验（±），"4"字试验（－），挺腹试验（－），屈颈试验（－），腰后伸试验（－），梨状肌紧张试验（－），跟臀试验（－），双下肢腱反射未见异常，皮肤浅表感觉正常，双下肢肌力、肌张力正常，双侧蹈背伸肌力未见减弱。舌淡、苔薄白，脉弦细。目诊可见白睛 12 点处的脊椎下段腰背反应区的血脉向两侧延伸，血管末端接近黑睛处有瘀血点。

【**辅助检查**】腰椎 MRI 平扫：腰椎生理曲度变直，椎体序列未见异常。第 3 ～ 5 腰椎椎体边缘变尖，腰 1/2 ～ 3/4 椎间盘向后突出，相应水平硬脊膜囊受压。两侧黄韧带未见肥厚，椎管内未见异常信号影，所见脊髓圆锥形态及信号未见异常，马尾分布及形态未见异常。椎旁软组织未见异常。

【诊断】

壮医诊断：核尹（腰痛）。

西医诊断：腰肌劳损。

【治疗】采用壮医药物竹罐拔毒疗法治疗（如附录图 23 所示）。

（1）拔罐器具：罐口平滑的竹罐，长镊子，消毒三棱针，消毒纱布或棉球，碘伏，75% 酒精，毛巾，处理皮肤烫伤、晕罐、晕针等意外情况的药品和器械，如烫伤膏、紫药水及急救物品等。

（2）药罐制备：杜仲藤 30 克、三钱三 30 克、五爪风 30 克、三角风 50 克、八角枫 50 克、伸筋草 20 克、臭牡丹 30 克、五加皮 40 克、石菖蒲 20 克、鸡矢藤 30 克。以上药物装布袋中扎紧，置锅中加水适量，水应没过药袋，将竹罐、毛巾一同放入锅中，煎煮 1 小时备用。

（3）拔罐部位和穴位：腰部、骶部、双下肢，穴位以局部阿是穴、督脉和足太阳膀胱经穴为主。主要穴位：肾俞、大肠俞、阿是穴、腰夹脊穴、腰阳关、命门、志室、委中、足三里、阳陵泉、承山、昆仑、太冲、合谷、腰痛点等。

（4）拔罐方法：根据患者病情选取以上穴位拔罐，留罐 15 分钟，也可根据病情轻重控制留罐时间。将消毒毛巾从热药液中捞出拧干，待温度适宜时敷于拔罐部位，3 分钟后取下。拔罐部位常规消毒，用消毒三棱针在拔罐部位的皮肤上浅刺 3 次，深度以 0.2 ～ 0.3 厘米为宜，以局部少量渗血为度。取煮热的竹罐在针刺部位再次拔罐，10 分钟后取下竹罐，用消毒棉球擦净针刺部位的血迹，再取热毛巾敷针刺部位。注意询问患者的主观感受，如出现晕罐、烫伤，应立即停止治疗并做相应处理。

二诊（2020 年 5 月 12 日）：患者诉治疗后腰背部疼痛较前明显好转，无头晕头痛，偶有腹胀。无反酸，无双下肢麻木。继续予竹药罐拔罐治疗，加拔脾俞、胃俞。治疗后嘱患者避风寒，8 小时后再沐浴。

三诊（2020 年 5 月 23 日）：治疗 2 个疗程后，患者诉腰部疼痛消减大半，基本活动自如。无胸闷胸痛，无头晕头痛，纳寐可，二便调。随访 3 个月，症状无复发。

【按语】本案患者因长期劳累过度而致肝肾受损，筋脉骨肉失于濡养而起病，不荣则痛，腰部活动受限。劳作时汗出，机体孔府大开，外邪从肌表长驱直入，致使腰部龙路和火路瘀滞不通，甚至牵连其他肢干。壮医药物竹罐拔毒疗法通过负压吸拔的良性刺激，加上拔罐部位药液的透皮吸收，以及热敷作用，祛邪拔毒，疏通龙路和火路气机，调节人体内的气血运行，从而使人体恢复健康状态。

典型病例 2

患者蒙某某，女，30 岁。2020 年 5 月 11 日初诊。

【主诉】反复腰痛 2 年多。

【病史】患者 2 年前无明显诱因感觉腰部酸痛，伴臀部、双小腿疼痛，偶有双下肢麻木、抽搐，遇寒加重，休息后可缓解，偶有头晕，无头痛，无双下肢放射痛，曾至医院治疗，疼痛症状稍缓解，但以上症状反复发作。现为求进一步治疗，遂来就诊。症见：精神尚可，腰部刺痛，伴臀部、双小腿疼痛，偶有双下肢麻木、抽搐，遇寒加重，休息后可缓解，偶有头晕。无头痛，无双下肢放射痛，无口干口苦。纳可，寐欠佳，二便调。

【查体】腰肌紧张，第 7 颈椎至第 1 胸椎棘旁有压痛，无叩击放射痛，直腿抬高试验（－），梨状肌紧张试验（－），跟臀试验（－），双下肢腱反射未见异常，皮肤浅表感觉正常，双下肢肌力、肌张力正常，踇背伸肌力未见减弱。舌紫暗、苔白腻，脉弦涩。目诊可见白睛 12 点处脊椎下段腰背反应区的血脉向心怒张，脉络中间可见深黑色瘀斑，脉络色淡红。

【辅助检查】"颈椎＋腰椎"MRI平扫：颈椎退行性变：各颈椎椎间盘膨出，颈椎骨质增生；腰椎退行性变：腰4/5、腰5/骶1椎间盘膨出，腰椎骨质增生；第4腰椎椎体I度前滑脱。

【诊断】

壮医诊断：核尹（腰痛）。

西医诊断：腰肌劳损。

【治疗】采用壮医药物竹罐拔毒疗法治疗（如附录图 24-1、图 24-2 所示）。

（1）拔罐器具：罐口平滑的竹罐，长镊子，消毒三棱针，消毒纱布或棉球，碘伏，75% 酒精，毛巾，处理皮肤烫伤、晕罐、晕针等意外情况的药品和器械，如烫伤膏、紫药水及急救物品等。

（2）药罐制备：杜仲藤 30 克、三钱三 30 克、五爪风 30 克、三角风 50 克、八角枫 50 克、伸筋草 20 克、臭牡丹 30 克、五加皮 40 克、石菖蒲 20 克、鸡矢藤 30 克。以上药物装布袋中扎紧，置锅中加水适量，水应没过药袋，将竹罐、毛巾一同放入锅中，煎煮 1 小时备用。

（3）拔罐部位和穴位：腰骶部、双小腿、双足底，穴位以局部阿是穴及足太阳膀胱经穴为主。主要穴位：阿是穴、肾俞、血海、次髎、腰夹脊穴、腰阳关、秩边、环跳、风市、委中、足三里、阳陵泉、承山、昆仑、太冲、合谷、腰痛点。

（4）拔罐方法：根据病情选取 6 ～ 8 个穴位拔罐，留罐 15 分钟，也可根据病情轻重控制留罐时间。将消毒毛巾从热药液中捞出拧干，待温度适宜时敷于拔罐部位，3 分钟后取下。拔罐部位常规消毒，用消毒三棱针在拔罐部位的皮肤上浅刺 3 次，以局部少量渗血为度。取煮热的竹罐在针刺部位再次拔罐，10 分钟后取下竹罐，用消毒棉球擦净针刺部位的血迹，再取热毛巾敷针刺部位。注意询问患者的主观感受，如出现晕罐、烫伤，应立即停止治疗并做相应处理。

二诊（2020 年 5 月 29 日）：患者诉治疗后仍有腰骶酸痛，伴臀部、双小腿疼痛，偶有颈肩部酸胀不适。无双下肢放射痛，无口干口苦，无明显心慌胸闷，无腹痛腹泻等不适。继续予竹药罐拔罐治疗，加拔天柱、大椎、肩井、肩髃。治疗后嘱患者减少活动，避风寒，8 小时后再沐浴。

三诊（2020 年 6 月 17 日）：治疗 2 个疗程后，患者诉腰骶部、臀部酸痛明显缓解，双下肢麻木未再复发，颈肩部疼痛较前好转。纳寐可，二便调。随访 3 个月，症状无复发。

【按语】本案患者腰部疼痛症状明显，伴有双下肢麻木，考虑为气血不足，于机体内运行不畅，久而成瘀，直接阻滞于龙路、火路，使两路气血瘀阻不畅，上扰于肾，直系腰府，发为疼痛；气血不能输布于四肢筋肉骨脉，使筋脉骨肉失于濡养，不荣则麻，连带双下肢产生麻木感。壮医药物竹罐拔毒疗法使壮药直接深入腰部筋肉中发挥作用，消除内藏瘀毒，调畅龙路和火路气机，刺血将体内瘀毒排出体外，调节气血运行，使天、地、人三气恢复同步运转。

（二）肩周炎

肩周炎俗称漏肩风、五十肩，是以肩关节疼痛及活动障碍为主症的疾病，夜间尤甚，逐渐加重，达到某种程度后病情可缓解。本病好发于 50 岁左右的中老年人，且女性发病率高于男性。本病的发病原因与软组织退行性病变、慢性致伤、外伤后肩周组织继发性萎缩和粘连、损伤后治疗不当等密切相关，引起慢性无菌性炎症。

壮医称肩周炎为"旁巴尹（bangzmbaqin）"，为筋经病的一种。壮医认为，肩周炎的主要病因病机为机体内虚，气血虚弱，肩部筋肉关节组织失于濡养，不荣则痛；或机体感受外来风寒湿毒之邪，遭受跌打损伤，病程日久，毒邪渐入筋络，伤及筋骨，进而气血不畅，不通则痛。

典型病例 1

患者谭某某，男，41 岁。2020 年 4 月 28 日初诊。

【主诉】右肩臂胀痛 1 周。

【病史】患者 1 周前因劳累及受凉后出现右肩臂疼痛，以胀痛为主，伴活动受限，无法向上抬举、后伸，畏寒明显，遂至医院就诊，行右肩 DR 检查，结果提示：右肩关节撞击综合征可能；右肱骨结节旁高密度影，考虑钙化性肌腱炎。症见：右肩臂疼痛，以胀痛为主，伴活动受限，无法向上抬举、后伸，畏寒明显，伴颈部、腰部酸胀疼痛，双下肢乏力，偶有头晕。无头痛，无肢体麻木，无发热，无咳嗽咳痰，无胸闷心慌，无腹痛腹泻。纳寐欠佳，二便调。

【查体】右肩关节无肿胀，皮肤无瘀斑、无发红，无静脉曲张，肤温正常，局部肌肉稍紧张，肩峰、喙突、三角肌压痛（＋＋），肱骨大结节、小结节压痛（＋）、冈上肌压痛（＋），无放射痛，落臂试验、搭肩试验、肱二头肌抗阻试验、疼痛弧试验、冈上肌肌腱断裂试验、臂丛神经牵拉试验均为阴性。颈部肌肉紧张，左肩无明显压痛，无明显阳性体征。舌淡、苔薄白，脉滑数。目诊可见右眼巩膜的肩部反应区有异常暗红蚯蚓状血丝向黑睛方向延伸，血络色鲜红。

【辅助检查】右肩 DR：右肩关节撞击综合征可能；右肱骨结节旁高密度影，考虑钙化性肌腱炎。

【诊断】

壮医诊断：旁巴尹（肩痹）。

西医诊断：肩周炎。

【治疗】采用壮医药物竹罐拔毒疗法治疗（如附录图 25-1、图 25-2 所示）。

（1）拔罐器具：罐口平滑的竹罐，长镊子，消毒三棱针，消毒纱布或棉球，碘伏，75% 酒精，毛巾，处理皮肤烫伤、晕罐、晕针等意外情况的药品和器械，如烫伤膏、紫药水及急救物品等。

（2）药罐制备：杜仲藤 30 克、三钱三 30 克、五爪风 30 克、三角风 50 克、八角枫 50 克、鸡矢藤 30 克、伸筋草 20 克、石菖蒲 20 克、葛根 30 克、透骨草 30 克、千斤拔 30 克。以上药物装布袋中扎紧，置锅中加水适量，水应没过药袋，将竹罐、毛巾一同放入锅中，煎煮 1 小时备用。

（3）拔罐部位和穴位：以手三阳经穴为主。主要穴位：肩井、肩髎、肩髃、臑俞、天髎、臑会、合谷、后溪、大椎。

（4）拔罐方法：选取以上穴位拔罐，留罐 10 分钟后取下竹罐。拔罐部位常规消毒，用消毒三棱针在拔罐部位皮肤上浅刺 3 次，以局部少量渗血为度，用消毒棉球擦净针刺部位的血迹。将消毒毛巾从热药液中捞出拧干，待温度适宜时敷于拔罐部位，3 分钟后取下。注意询问患者的主观感受，如出现晕罐、烫伤，应立即停止治疗并做相应处理。

二诊（2020 年 5 月 6 日）：治疗 3 次后，患者诉右肩胀痛明显减轻，活动受限减轻，可进行小幅度上举，腰部酸胀疼痛、双下肢乏力改善，偶有畏寒，伴颈部酸胀疼痛，偶有头晕。纳寐可，二便调。继续行竹药罐拔罐治疗，增长热敷时间。治疗后嘱患者减少活动，避风寒，8 小时后再沐浴。

三诊（2020 年 6 月 14 日）：治疗 2 个疗程后，患者诉右肩疼痛明显缓解，轻微活动受限，可向上抬举及后伸，颈部、腰部无酸胀疼痛，双下肢乏力较前缓解。无畏寒，无头晕头痛。纳寐可，二便调。随访 3 个月，症状无复发。

【按语】本案患者病起突然，症状剧烈，为外来风寒之邪侵袭肌表，病程日久，渐入筋脉之内，痹阻肩部，致使气血瘀滞，龙路、火路阻滞不通，伤及筋骨关节，甚至迁延至颈部、腰部致气机阻滞而发病。使用壮医竹药罐治疗肩周炎，主要在肩部局部取穴，手阳明经为多气多血之经，配合循经远取手阳明经穴施术，可促进气血运行，恢复龙路、火路的畅通，在大椎穴刺血拔罐，可温中散寒、行气止痛，增强透热之功，使经脉舒畅，逐风寒毒邪外出，恢复天、地、人三气同步运行。该患者病情较轻，拔罐宜从简轻柔，疗程相对较短。

典型病例 2

患者杨某，女，29 岁。2020 年 5 月 22 日初诊。

【主诉】右肩部疼痛、活动受限半年多。

【病史】患者半年前无明显诱因出现右肩部疼痛，呈阵发性，痛处固定，右臂上举、背伸活动受限，无放射痛，无肢体麻木，无恶寒发热等不适。曾行中药涂搽、推拿及康复锻炼后未见明显好转。现肩部疼痛，夜间不能侧卧，遂来就诊。症见：右肩部疼痛，呈阵发性，痛处固定，遇寒痛增，得温痛缓，右臂上举、背伸活动受限，偶有头晕。无放射痛，无肢体麻木，无畏寒发热等不适。纳可，寐欠佳，二便调，近期体重无明显改变。

【查体】右肩关节无肿胀，皮肤无瘀斑，无发红，无静脉怒张，肤温正常。右肩关节活动度：前屈 60°，后伸 25°，外展 70°，内旋 30°，外旋 30°，上举 85°，内收 20°。局部肌肉稍紧张，肩峰、喙突、三角肌压痛（＋＋），颈部肌肉紧张，第 7 颈椎棘突及棘旁压痛（＋＋），臂丛神经牵拉试验（＋），叩顶试验（－），椎间孔挤压试验（－），位置性眩晕试验（－），霍夫曼征（－），双上肢腱反射正常，肌力及肌张力正常。左肩无明显压痛，无阳性体征，VAS 评分 4 分。舌淡、苔薄白，脉弦紧。目诊可见右眼白睛的肩部反应区血脉怒张、离断，向黑睛方向延伸，血管末端有深黑色瘀血点。

【辅助检查】"右肩关节 + 颈椎" DR 正侧位片：颈椎退行性变，考虑右侧肩峰下撞击综合征。

【诊断】

壮医诊断：旁巴尹（肩痹）。

西医诊断：肩周炎。

【治疗】采用壮医药物竹罐拔毒疗法治疗（如附录图 26-1、图 26-2 所示）。

（1）拔罐器具：罐口平滑的竹罐，长镊子，消毒三棱针，消毒纱布或棉球，碘伏，75% 酒精，毛巾，处理治疗皮肤烫伤、晕罐、晕针等意外情况的药品和器械，如烫伤膏、紫药水及急救物品等。

（2）药罐制备：杜仲藤 30 克、三钱三 30 克、五爪风 30 克、三角风 50 克、八角枫 50 克、鸡矢藤 30 克、伸筋草 20 克、石菖蒲 20 克、葛根 30 克、透骨草 30 克、千斤拔 30 克。以上药物装布袋中扎紧，置锅中加水适量没过药袋，将竹罐、毛巾一同放入锅中，煎煮 1 小时备用。

（3）拔罐部位及穴位：以任脉及手三阳经穴为主。主要穴位：肩贞、肩髃、肩井、天宗、臂臑、曲池、尺泽、外关、后溪、合谷、大椎、手三里、足三里、关元、气海等。

（4）拔罐方法：选取以上 6～8 个穴位拔罐，留罐 10 分钟后取下竹罐。将消毒毛巾从热药液中捞出拧干，待温度适宜时敷于拔罐部位，3 分钟后取下。拔罐部位常规消毒，用消毒三棱针在拔罐部位皮肤上浅刺 3 次，以局部少量渗血为度，用消毒棉球擦净针刺部位的血迹。取热竹罐再次拔罐，10 分钟后取下竹罐，再取热毛巾敷针刺部位。注意询问患者的主观感受，如出现晕罐、烫伤，应立即停止治疗并做相应处理。

二诊（2020 年 5 月 30 日）：治疗 4 次后，患者诉右肩部疼痛稍缓解，疼痛偶有发作，痛处固定，遇寒痛增，得温痛缓，右臂上举、背伸活动仍受限，腰部酸痛，偶有头晕。无放射痛，无肢体麻木，无视物旋转、模糊，无恶寒发热等不适。纳可，寐欠佳，二便调。治疗后嘱患者减少活动，避风寒，8 小时后再沐浴。

三诊（2020 年 6 月 8 日）：治疗 2 个疗程后，患者精神好，右肩部无明显疼痛，腰部酸痛减轻。无明显头晕，无视物模糊，无乏力，无放射痛，无肢体麻木，无恶寒发热等不适。纳可，寐一般，二便调。随访 3 个月，症状无复发。

【按语】本案患者素体阳虚，阴寒内生，又受外来风寒之邪侵袭，龙路、火路受阻，气血运行不畅，筋脉骨肉失于濡养，而肩部位于人体上部，风寒来袭当先受之，则经络痹阻而发病。用壮医竹药罐在肩部就近取穴拔罐，疏通局部经气，拔除寒邪之毒；取大椎和臂部远端的曲池、尺泽、外关、后溪、合谷、手三里等穴以通络止痛；关元、气海、足三里等穴可先天与后天同补，以固本培元。各部同治，使气血恢复正常运行，龙路、火路得通，病邪自除。

（三）面瘫

面瘫又称面神经炎、面神经麻痹，一般以抬头额横纹消失、鼻唇沟变浅、口角㖞斜下垂等为临床表现，发病后皱眉、闭眼、鼓嘴动作完成困难。面瘫的病因很多，主要分为中枢性面瘫和周围性面瘫。中枢性面瘫主要是由脑内疾病或炎症引起；周围性面瘫主要是由感染性疾病、肿瘤、自身免疫疾病等引起。面瘫可发生于任何年龄段，是一种常见病、多发病。

壮医称面瘫为"哪呷（najgyad）"，主要病因病机为风寒毒邪上犯于面目，龙路、火路阻滞不畅，面部气血流通受阻，三气不能同步运行以化生精微濡养面部筋肉，肌肉失去原有功能，发为纵弛而起病。

典型病例

患者牙某某，男，19 岁。2020 年 4 月 29 日初诊。

【主诉】口角向左侧㖞斜 1 天。

【病史】患者昨日劳累及受风后发现口角向左侧㖞斜，刷牙时右侧口角漏水，遂至医院就诊，行头颅 CT 检查，结果未见异常。明确诊断为右侧周围性面神经麻痹，予甲钴胺及银杏叶片口服对症治疗，症状无明显改善，遂来就诊。症见：口角向左侧㖞斜，刷牙及饮水时右侧口角漏水，进食时有食物残渣残留于右侧齿颊部，右侧鼻唇沟变浅，右侧额纹消失，右眼睑闭合不全，右眼时有流泪，右侧乳突下偶有疼痛。无恶寒发热，无头晕头痛，无咳嗽咳痰，无四肢偏瘫乏力。纳寐尚可，小便黄，大便调。

【查体】口角向左侧㖞斜，右侧示齿鼻唇沟变浅，右侧额纹消失，右侧眼睑闭合不全，露白约1厘米，右侧乳突压痛（＋）。舌红、苔薄白，脉浮数。目诊可见双侧白睛颜色偏青,右眼3点处的鼻咽喉面部反应区血脉增粗,血络颜色鲜红,向黑睛方向延伸。

【辅助检查】头颅CT检查未见明显异常。

【诊断】

壮医诊断:哪胛(周围性面瘫)。

西医诊断:右侧周围性面神经麻痹。

【治疗】采用壮医药物竹罐拔毒疗法治疗。

(1)拔罐器具:罐口平滑的竹罐,长镊子,消毒三棱针,消毒纱布或棉球,碘伏,75%酒精,毛巾,处理皮肤烫伤、晕罐、晕针等意外情况的药品和器械,如烫伤膏、紫药水及急救物品等。

(2)药罐制备:杜仲藤30克、三钱三30克、三角风50克、八角枫50克、伸筋草60克、红花30克、石菖蒲20克、鸡矢藤30克、透骨消30克。以上药物装布袋中扎紧,置锅中加水适量,水应没过药袋,将竹罐、毛巾一同放入锅中,煎煮1小时备用。

(3)拔罐部位和穴位:以手足阳明经穴、手足太阳经穴和任脉穴为主。主要穴位:阳白、太阳、印堂、四白、壮医脐门环穴八穴,双侧风池、右侧攒竹、下脘、中脘、气海、承浆、关元、双侧合谷、足三里、三阴交、太冲。

(4)拔罐方法:根据病情选取6~8个穴位,常规消毒后,用消毒三棱针在拔罐部位皮肤上浅刺3次,以局部少量渗血为度。然后取热竹罐在针刺部位拔罐,面部皮肉较薄,罐内负压小,留罐5分钟后取下竹罐,肢体远端留罐10分钟后取下竹罐。用消毒棉球擦净针刺部位的血迹,将消毒毛巾从热药液中捞出拧干,待温度适宜时敷于面部,凉则换之,反复2~3次。注意询问患者的主观感受,如出现晕罐、烫伤等,应立即停止治疗并做相应处理。2日治疗1次,6次为1个疗程,治疗3个疗程。

二诊(2020年5月6日):患者诉口角向左侧㖞斜较前改善,刷牙及饮水时右侧口角漏水较前减少,右侧额部可见少许额纹,右侧乳突无明显疼痛,进食时仍有少量食物残渣残留于右侧齿颊部,右侧示齿鼻唇沟变浅,右侧眼睑闭合不全,左踝关节红肿疼痛,无饮水呛咳,无四肢麻木乏力等不适,纳寐可,二便调。继续予竹药罐拔罐治疗,治疗后嘱患者减少活动,避风寒，8 小时后再沐浴。

三诊（2020 年 5 月 27 日）：治疗 14 次后，患者左侧口角无明显㖞斜，饮水时右侧口角基本无漏水，进食时右侧齿颊无食物残渣残留，右侧示齿鼻唇沟变浅，右侧额纹较浅，右侧眼睑基本闭合。纳寐可，二便调。电话随访 3 个月，未见复发。

【按语】本案患者起病迅速，症状明显，为风寒毒邪直犯头面部，阻滞龙路、火路，使面部气血运行受阻，不能传送精微濡养面部筋肉而发病。用壮医竹药罐在头面部施术，使药力直达头面筋肉之中，配合刺血可将风寒邪毒驱逐出体外。拔罐时的热力直接透入表皮，可加速头面部的气血运行，恢复面部精微输送。壮医脐门环穴八穴补元气、温中散寒、通经止痛，可增强透热之功。各部同治，使气血得以调节，两路通畅，三气恢复同步运行，则病愈。

（四）痹病

痹病大多由寒、湿、风等毒邪引起，临床主要表现为肢体关节或肌肉麻木、酸痛、屈伸不利，甚至关节肿大灼热，在临床上较为常见，具有渐进性及反复性的特点，西医中的风湿性关节炎、类风湿性关节炎等疾病均属于痹病的范畴。

壮医称痹病为"发旺（fatvuengh）"，属壮医"风湿骨痛""风瘫"的范畴。壮医认为，火热、风邪、水湿、寒邪、各种浊毒等毒邪侵犯人体是痹病发生的外部原因；毒邪壅塞龙路、火路，气血运行不畅，天、地、人三气不能同步运行是痹病的病机；"虚"是痹病发生的内在基础，"毒""虚"相互作用主导痹病的发生与发展。

典型病例 1

患者蔡某某，女，46 岁。2019 年 4 月 7 日初诊。

【主诉】颈部疼痛反复发作 3 年多。

【病史】患者3年前无明显诱因出现颈部疼痛，活动受限，伴关节弹响，时有头痛头晕，呈昏沉感，全身多关节疼痛，无手臂、手指麻木，其间未进行治疗。现为求系统治疗，遂来就诊。症见：颈部疼痛不适，活动受限，伴关节弹响，疼痛从颈部牵扯至头顶，全身多关节疼痛，时有头晕，偶有恶心。无呕吐，无手臂、手指麻木疼痛。纳寐欠佳，二便调。

【查体】精神一般，慢性病容，表情痛苦，颈椎生理弯曲稍变直，棘突无叩击痛，颈部前低头、后伸仰头、左右旋转摇头等活动均受限，颈部肌肉紧张，压痛明显。臂丛牵拉试验（＋），扣顶试验（＋）。舌暗红、苔白腻，脉弦细涩。目诊可见白睛 12 点处的颈椎反应区脉络自上而下粗乱充血，血管末端有深色瘀点。

【辅助检查】

颈椎 DR: 枢椎齿状突骨折待排、先天变异待排；寰枢椎脱位。颈椎 MRI: 枢椎改变；颈椎退行性变，颈 3/4 ～ 5/6 椎间盘膨出，颈椎骨质增生。

【诊断】

壮医诊断：风瘫病（项痹）。

西医诊断：颈椎病。

【治疗】采用壮医药物竹罐拔毒疗法治疗（如附录图 27 所示）。

（1）拔罐器具: 罐口平滑的竹罐，长镊子，消毒三棱针，消毒纱布或棉球，碘伏，75% 酒精，毛巾，处理皮肤烫伤、晕罐、晕针等意外情况的药品和器械，如烫伤膏、紫药水及急救物品等。

（2）药罐制备: 杜仲藤 30 克、三钱三 30 克、五爪风 30 克、三角风 50 克、八角枫 50 克、伸筋草 20 克、臭牡丹 30 克、五加皮 40 克、石菖蒲 20 克、鸡矢藤 30 克、千年健 20 克、艾叶 20 克、红花 20 克、透骨草 20 克。以上药物装布袋中扎紧，置锅中加水适量，水应没过药袋，将竹罐、毛巾一同放入锅中，煎煮 1 小时备用。

（3）拔罐部位和穴位: 以颈项局部、足三阳经穴和任脉穴为主。主要穴位：风池、天柱、新设、大杼、肩井、天宗、后溪、外关、肾俞、足三里、曲池、臂臑、百会、印堂。

（4）拔罐方法: 根据患者病情选取 6 ～ 8 个穴位拔罐，留罐 15 分钟后取下竹罐。将消毒毛巾从热药液中捞出拧干，待温度适宜时敷于拔罐部位，3 分钟后取下。拔罐部位常规消毒，用消毒三棱针在拔罐部位的皮肤上浅刺 3 次，深度以 0.2 ～ 0.3 厘米为宜，以局部少量渗血为度。取煮热的竹罐在针刺部位再次拔罐，10分钟后取下竹罐，用消毒棉球擦净针刺部位的血迹，再取热毛巾敷针刺部位。注意询问患者的主观感受，如出现晕罐、烫伤，应立即停止治疗并做相应处理。2日治疗1次，6次为1个疗程，治疗3个疗程。

二诊（2019年4月17日）：治疗5次后，患者诉颈项部疼痛改善，仍有活动受限、关节弹响，疼痛牵扯至头顶，时有头晕。无昏沉感，无手臂及手指麻木疼痛。纳寐尚可，小便可，大便溏。继续予竹药罐拔罐治疗，配合针刺头顶部腧穴。治疗后嘱患者减少活动，避风寒，8小时后再沐浴。

三诊（2019年5月1日）：治疗2个疗程后，患者全身关节疼痛较前缓解，偶有头晕。无颈部活动受限，无昏沉感，无手臂及手指麻木疼痛，纳寐可，二便调。电话随访4个月，未见复发。

【按语】本案患者素体虚弱，气血不足、运行不畅，致龙路、火路阻滞，不通则痛；三气不能同步，精血不能上荣头部，巧坞失于濡养而发为眩晕；精血不能下行躯干四肢，筋骨皮肉失于充养而发为麻木。所选穴位后溪、天柱分别属于手太阳经和足太阳经，天柱为局部取穴，后溪又为八脉交会穴，与督脉相通，可疏通太阳经和督脉的经气，以通络止痛；新设、项部夹脊穴具有疏理局部气血的作用，大杼、肩井、天宗、外关可疏通经气、活络止痛；肾俞、足三里培补先天和后天之气、生血养筋。用壮医竹药罐拔罐治疗，配合刺血、热敷，疏通龙路、火路瘀滞，促进筋脉气血流通，使颈部病痛得去。

典型病例2

患者陆某某，男，46岁。2020年4月30日初诊。

【主诉】反复双下肢麻木3年，加重1周。

【病史】患者3年前因劳累出现双下肢麻木，伴腰部酸胀疼痛、乏力，曾至医院治疗，行腰椎CT检查，提示腰椎退行性变，予对症治疗（具体不详）后症状缓解，但近1周劳累后双下肢麻木加重，伴双下肢乏力，遂来就诊。症见：双下肢麻木，伴腰部酸胀疼痛、乏力，行走及上下楼梯时明显，伴间歇性跛行，自觉口干、口臭。无头晕头痛，无双上肢麻木乏力，无恶寒发热，纳寐可，二便调。

【查体】脊柱活动度正常：前曲90°，后伸30°，侧屈20～30°，旋转30°。第3～5腰椎棘旁压痛，叩击痛（－），直腿抬高试验（－），直腿抬高加强试验（－），梨状肌紧张试验（－），骨盆分离试验（－），挺腹试验（－），肌力、肌张力正常。目诊可见右眼8点及左眼4点处的下肢反应区血脉增粗，向左右两侧延伸，色淡红，粗细不一，脉络中央可见深色瘀点。

【辅助检查】腰椎CT：腰椎退行性病变。

【诊断】

壮医诊断：风湿骨痛病（痹病）。

西医诊断：腰椎退行性病变。

【治疗】采用壮医药物竹罐拔毒疗法治疗（如附录图28所示）。

（1）拔罐器具：罐口平滑的竹罐，长镊子，消毒三棱针，消毒纱布或棉球，碘伏，75%酒精，毛巾，处理皮肤烫伤、晕罐、晕针等意外情况的药品和器械，如烫伤膏、紫药水及急救物品等。

（2）药罐制备：杜仲藤30克、三钱三30克、五爪风30克、三角风50克、八角枫50克、伸筋草20克、臭牡丹30克、五加皮40克、石菖蒲20克、鸡矢藤30克、虎杖20克、千年健20克、红花20克、透骨草20克。以上药物装布袋中扎紧，置锅中加水适量，水应没过药袋，将竹罐、毛巾一同放入锅中，煎煮1小时备用。

（3）拔罐部位：以督脉及足三阳经穴为主。主要穴位：肾俞、大肠俞、次髎、腰夹脊穴、腰阳关、命门、志室、秩边、环跳、委中、足三里、阳陵泉、太冲。

（4）拔罐方法：根据患者病情选取6～8个穴位拔罐，留罐15分钟后取下竹罐。将消毒毛巾从热药液中捞出拧干，待温度适宜时敷于拔罐部位，3分钟后取下。拔罐部位常规消毒，用消毒三棱针在拔罐部位皮肤上浅刺3次，深度以0.2～0.3厘米为宜，以局部少量渗血为度。取煮热的竹罐在针刺部位再次拔罐，10分钟后取下竹罐，用消毒棉球擦净针刺部位的血迹，再取热毛巾敷针刺部位。注意询问患者的主观感受，如出现晕罐、烫伤，立即停止治疗并做相应处理。

二诊（2020年5月12日）：患者诉治疗后双下肢麻木较前缓解，时有腰部酸胀疼痛、乏力，行走及上下楼梯时明显，间歇性跛行和口干、口臭改善。无头晕头痛，无双上肢麻木乏力，无恶寒发热，无咳嗽咳痰，无胸闷心慌，无腹痛腹泻，纳寐可，二便调。治疗后嘱患者避风寒，8 小时后再沐浴。

三诊（2020 年 6 月 6 日）：治疗 3 个疗程后，患者诉双下肢麻木感消失，精神好转，腰部无酸胀疼痛，偶有乏力，休息后可缓解。无间歇性跛行，无口干口苦，无头晕头痛。纳寐可，二便调。电话随访 1 个月，未见复发。

【按语】本案患者平素劳累，气血亏虚，气虚无以推动血液运行，龙路、火路阻滞，肢体筋脉失于濡养而发病。采用壮医竹药罐在相应部位和穴位进行拔罐治疗，足三里、阳陵泉可补益气血，腰背委中求，委中又为足太阳经的下合穴，可疏调腰背部气血；太冲、合谷开四关，调畅气机。诸穴合用，配以针刺和热敷，逐毒外出，调整全身气血，使经脉通畅，天、地、人三气复归同步则病愈。

五、壮医皮肤针祛毒疗法临床应用

（一）失眠

失眠指睡眠时间较短，睡眠深度不足，不能入睡或入睡困难，或睡后易醒，醒后难以再睡，导致记忆力、注意力下降的一种疾病。发病原因主要与心理因素、生理特性、躯体疾病、滥用药物、精神障碍等有关。

壮医称失眠为"年闹诺（ninz nauq ndaek）"，壮医认为，失眠的主要病因病机在于素体虚弱，气血不能上荣巧坞（大脑）、滋养脏腑。脏腑不和，人体之气紊乱，不能与天地二气同步运转而卧不宁；或机体受外来毒邪侵袭，三道两路闭阻，巧坞（大脑）受扰，气血失衡，三气不能同步，阴阳失调则不寐。

典型病例 1

患者李某，女，47 岁。2020 年 5 月 12 日初诊。

【主诉】入睡困难、乏力 1 年。

【病史】患者 1 年前月经量减少并逐渐出现入睡困难，易醒，醒后再难入睡，神疲乏力，周身酸痛，症状反复。无头晕头痛，无恶心呕吐。为求治疗，遂来就诊。症见：入睡困难，易醒，醒后再难入睡，神疲乏力，周身酸痛，伴颈部酸胀不适，腰部酸胀疼痛，腹胀，平素心烦、多汗。无多梦，无发热恶寒，无头晕头痛。胃纳欠佳，夜尿 2～3 次，大便溏。

【查体】神清，心肺腹查体未见明显异常，四肢肌力、肌张力正常，生理反射存在，病理反射未引出。目诊可见右眼 1 点方向及左眼 11 点方向有散在网状血络，色淡红，向左右两侧延伸。

【辅助检查】凝血五项、性激素、甲功五项未见明显异常。

【诊断】

壮医诊断：年闹诺（失眠）。

西医诊断：睡眠障碍，围绝经期综合征。

【治疗】采用壮医皮肤针祛毒疗法治疗（如附录图 29 所示）。

（1）叩刺器具：皮肤针、碘伏、75% 酒精、消毒棉签。

（2）叩刺穴位：以手少阴经、手厥阴经、足阳明经、足太阳经和足少阴经穴为主。主要穴位：头维、神门、安眠、百会、四神聪、神庭、内关、心俞、脾俞、肾俞、三阴交、腰夹脊穴、足三里、阴陵泉、申脉、照海。

（3）叩刺方法：选取 6～8 个穴位进行叩刺治疗，头部穴位用力宜轻，以局部皮肤潮红、稍有痛感，但局部无渗血为度；四肢、躯干的穴位可配合三棱针点刺后拔罐放血，放血量以 3～5 毫升为度。2 日治疗 1 次，中病即止。

二诊（2020 年 5 月 20 日）：治疗 4 次后，患者神清，精神可，诉入睡困难、神疲乏力和周身酸痛较前改善，偶有多梦、盗汗，伴颈部酸胀不适、腰部酸胀疼痛。胃纳一般，夜尿 2～3 次，大便稍烂。继续予皮肤针叩刺治疗，术毕，嘱患者避风寒，当天不沐浴。

三诊（2020 年 5 月 30 日）：治疗 8 次后，患者诉睡眠基本正常，入睡时间缩短，睡后不易醒，无多梦，平素乏力改善。胃纳尚可，夜尿 2 次，大便调。随访 2 个月，情况稳定无复发。

【按语】本案患者平素劳累，素体虚弱，精血不足，向上不能化生精微充养巧坞（大脑），向下不能滋养脏腑、调和气机。人体自身之气素乱，不能与天地二气同步运转，则龙路、火路失于条达，气血运行受阻，机体阴阳失衡而不能安睡。失眠主要与心、脑相关，皮肤针叩刺治疗时首选心经原穴、心包经络穴宁心安神，百会和四神聪位于巅顶，入络于脑，可疏通头部经络，清头目以宁神志；胃不和则卧不安，故选用足三里、阴陵泉等调理脾胃。诸穴合用，恰合病机，点刺放血可驱逐瘀滞毒邪，使毒邪排出有路可循，使内部气血调和，经脉通畅，龙路、火路得以通达，机体恢复阴阳平衡而病自安。

典型病例 2

患者黄某，女，37 岁。2020 年 4 月 30 日初诊。

【**主诉**】反复入睡困难 1 年多，再发加重 3 个月。

【**病史**】患者 1 年前因工作压力大导致入睡困难，睡眠质量差，多梦易醒，醒后难再入睡，曾先后多次就诊治疗，针灸及遵医嘱口服阿普唑仑片、盐酸曲唑酮片后睡眠改善，但心情烦躁及工作压力大时症状反复，近 3 个月来无明显诱因上症加重，伴头晕、昏沉感，全身乏力，2 个月前曾在脑病科住院治疗，病情好转后出院，出院后口服药物治疗，但症状仍时有反复，遂来就诊。症见：入睡困难，睡眠质量差，多梦易醒，每晚可睡 4 小时左右，时有头晕，手心、足底麻木，平素急躁易怒，右侧颈肩部酸胀，偶有心慌胸闷及腰骶部酸胀疼痛，左眼视物模糊。无视物旋转，无胸部放射痛，无恶寒发热，无咳嗽咳痰，无恶心呕吐。纳可，二便调，近期体重无明显变化。

【**查体**】颈椎、腰椎生理曲度存在，颈部、腰部肌肉稍紧张、局部压痛（ + ），臂丛神经牵拉试验（ − ），叩顶试验（ − ），Hoffmann 征（ − ），直腿抬高试验（ − ）。舌淡、苔薄白，脉沉细。目诊可见白睛散在网状血络，向黑睛延伸，呈离断状。

【**辅助检查**】头颅 CT 未见明显异常。

【**诊断**】

壮医诊断：年闹诺（失眠）。

西医诊断：睡眠障碍，焦虑抑郁状态。

【**治疗**】采用壮医皮肤针祛毒疗法治疗（如附录图 30-1、图 30-2 所示）。

（1）叩刺器具：皮肤针、碘伏、75% 酒精、消毒棉签。

（2）叩刺穴位：以手足少阴经、手足厥阴经、足太阳经穴为主。主要穴位：神门、四神聪、百会、壮医脐内环穴八穴、肾俞、肝俞、膈俞和双侧的内关、足三里、三阴交、太溪、太冲。

（3）叩刺方法：选取6～8个穴位进行叩刺治疗，头部穴位用力宜轻，以局部皮肤潮红、稍有痛感，但局部无渗血为度；四肢、躯干的穴位可配合三棱针点刺后拔罐放血，放血量以3～5毫升为度。2日治疗1次，中病即止。

二诊（2020年5月10日）：患者神清，精神一般，入睡困难、全身乏力、右侧颈肩部酸胀较前缓解，手心、足底麻木感减退，但睡眠质量差，多梦易醒，每晚可睡4小时左右，仍时有头晕，伴昏沉感，无头痛，偶有心慌胸闷及腰部酸胀疼痛，左眼视物模糊，平素急躁易怒。纳可，二便调。继续予皮肤针叩刺治疗，术毕，令患者饮温开水一杯，嘱其避风寒，当天不沐浴。

三诊（2020年5月24日）：治疗12次后，患者诉入睡困难明显改善，睡眠质量较前提高，近几晚可睡约6小时，右侧颈肩部酸胀明显缓解，无头晕头痛，无四肢麻木乏力，无恶寒发热。纳可，二便调。随访3个月，患者睡眠基本恢复正常，情况稳定无复发。

【按语】本案患者常年劳作伤及精气，日久累及根本，肝肾不足，气血亏虚、运行不畅、久停于络而成瘀，致龙路、火路受阻。血虚不能滋养心脉、充盈上窍，巧坞（大脑）受扰不能正常运转，人体气机遂乱，三气不能同步，阴阳失于平衡，阳不入阴而发病。治疗以活血通络、疏通瘀滞、舒畅气机、调节阴阳为原则，运用皮肤针浅刺脉络，将瘀毒排出体外，疏通龙路和火路瘀滞。再配合针刺脐内环穴八穴、足三里调补后天气血，恢复气血的正常运行，使巧坞（大脑）得养、心脉得复则病愈。

（二）中风后遗症

中风是以猝然昏仆、肢体不遂、口舌㖞斜、言语不利为主要表现的疾病。中风引起的偏瘫、吞咽困难、肩手综合征等后遗症很大程度上降低了患者的生活能力和质量。

壮医称中风为"麻邦（mazbang）"，壮医认为，麻邦主要是龙路、火路阻塞不通，毒邪滞于体内，进而正气受损，天、地、人三气不能同步而致病。

典型病例 1

患者梁某某，女，49 岁。2020 年 4 月 28 日初诊。

【主诉】四肢乏力 5 年多，加重伴活动不利 2 年多。

【病史】患者神清，精神尚可，四肢乏力、活动不利，双上肢持物尚可，言语欠清晰流利，对答尚切题，双膝关节疼痛，双下肢屈曲僵硬、不能伸直。无饮水呛咳，无头晕头痛，无心慌胸闷等不适。纳尚可，夜寐欠佳，尿频、尿急，无尿痛，大便正常。

【查体】神清，精神尚可，认知功能正常，言语欠清晰流利，右利手。面部感觉对称，咀嚼肌有力，张口下颌居中。额纹对称，示齿左侧鼻唇沟变浅，伸舌左偏，舌肌无萎缩。味觉正常，听力粗测正常，软腭提升良好，咽反射减弱，发音欠清晰。双下肢肌肉萎缩、处于被动屈曲位，双下肢肌力 3 级、肢肌张力增高，双上肢肌力 4 级、肌张力稍高，时有下颌、四肢不自主抖动。指鼻试验、轮替试验、跟膝胫试验欠稳准，四肢痛觉、温觉、触觉未见异常。神经系统查体：双上肢肱二头肌腱、肱三头肌腱反射（＋），桡骨膜反射（＋），双侧膝反射（＋）、踝反射（＋），髌阵挛、踝阵挛未引出。双上肢 Hoffmann 征（－）、Rossolimo 征（－）。双侧 Babinski 征（－）、Chaddock 征（－）、Oppenhein 征（－）、Gordon 征（－）。颈无抵抗，Kerning 征（－）、Brudzinski 征（－）。目诊可见白睛 12 点方向的颈椎反应区根部血脉曲张、呈螺旋状延伸，脉络色深红、有分叉、末端可见瘀斑，黑睛 12 点方向的颈项反应区虹膜纤维纹理模糊。

【辅助检查】头颅 CT 检查提示脑干存在缺血性病灶。

【诊断】

壮医诊断：麻邦（中风后遗症）。

西医诊断：脑梗死后遗症。

【治疗】采用壮医皮肤针祛毒疗法治疗（如附录图 31-1、图 31-2 所示）。

（1）叩刺器具：皮肤针、碘伏、75% 酒精、消毒棉签。

（2）叩刺穴位：以督脉、任脉、足三阴经穴为主。主要穴位：百会、四神聪、太阳、手三里、内关、后溪、血海、三阴交、申脉、照海、太冲。

（3）叩刺方法：选取6～8个穴位进行叩刺治疗，躯干用中度腕力叩刺，以局部皮肤潮红、稍有痛感，但局部无渗血为度；四肢可用较重腕力叩刺，以局部皮肤渗血、略有疼痛感为度。叩刺后嘱患者配合做肢体运动。2日治疗1次，5次为1个疗程，治疗3个疗程。

二诊（2020年5月8日）：治疗1个疗程后，患者诉上述症状有所缓解，但仍觉四肢僵硬，双上肢持物可，言语欠清晰流利，双膝关节轻度疼痛伴屈伸不利。无头晕头痛，无饮水呛咳。纳寐可，二便调。继续予皮肤针叩刺治疗，治疗后嘱患者减少活动，避风寒，8小时后再沐浴。

三诊（2020年5月28日）：治疗3个疗程后，患者神清，精神尚可，双下肢偶有乏力，四肢略僵硬，双上肢持物可，对答切题，言语稍欠流利。双膝关节无明显疼痛。纳寐可，二便调。随访3个月，症状无复发。

【按语】本案患者中风日久，四肢症状明显，属病久体虚，直接影响肝、脾的生理功能，气血化源不足，运行受阻，久停成瘀，以致龙路、火路及其网络部分闭阻不通，四肢筋脉骨肉失于濡养，人体气机、血气不调，不能与天地二气同步运行而发病。运用壮医皮肤针祛毒疗法疏通四肢筋络，驱瘀毒而出，使龙路、火路及其网络恢复通畅，从而使肢体功能恢复正常。手足三阳经遍布体表外侧，督脉、任脉上与巧坞相连，以皮肤针刺激疏通经络，通利关节，使经脉畅通，则疾病得愈。

典型病例2

患者张某某，女，47岁。2020年5月4日初诊。

【主诉】右侧肢体乏力、活动不利2个多月。

【病史】患者于2020年2月28日发现右侧肢体乏力，不能站立及行走，当时言语不清，无意识不清，至医院就诊，诊断为"脑梗死"，行左侧大脑中动脉球囊扩张术，术后予抗血栓、调脂、稳定斑块、改善循环、康复训练等对症处理。治疗后病情平稳，但患者仍遗留有右侧肢体乏力、活动不利，不能持物等症。症见：神清，精神一般，右侧肢体活动不利，行走欠稳，陪人搀扶可行走；右上肢无力、不能上抬、不能持物。无饮水呛咳，无头晕头痛，无胸闷胸痛，纳寐尚可，二便调，近期体重无明显改变。

【查体】神清，精神一般，言语清晰，右侧鼻唇沟变浅，右侧肢体痛觉、温觉、触觉减退，四肢肌肉稍萎缩，右上肢远端肌力0级，右上肢近端肌力1级，右下肢肌力4级。左上肢、左下肢肌力均正常，四肢肌张力正常。生理反射存在，右侧Babinski征（＋）、Hoffmann征（＋）、Oppenheim征（－）、Gordon征（－），左侧病理征均为阴性。目诊可见右眼10点方向的右肩上肢反应区、8点方向的下肢反应区及左眼4点方向的下肢反应区血脉隆起、弯曲少、弯度小，呈淡红色，末端有深色瘀血点，黑睛颜色变淡，出现苍白区。

【辅助检查】

头颅CT平扫：右侧放射冠区腔隙性脑梗死。CT血管造影：左侧额叶脑梗死，左侧大脑中动脉全闭塞；右侧放射冠区腔隙性脑梗死，考虑左侧大脑中动脉 M_1 段硬化改变。头颅MRI：左侧大脑中动脉闭塞。

【诊断】

壮医诊断：麻邦（中风后遗症）。

西医诊断：脑梗死恢复期。

【治疗】采用壮医皮肤针祛毒疗法治疗。

（1）叩刺器具：皮肤针、碘伏、75%酒精、消毒棉签。

（2）叩刺穴位：以督脉、任脉、手足三阳经穴为主。主要穴位：脐内环穴、神庭、头维、水沟、廉泉、曲池、手三里、外关、伏兔、髀关、阳陵泉、阴陵泉、足三里、丰隆、悬钟、昆仑、太溪、太冲。

（3）叩刺方法：选取6～8个穴位进行叩刺治疗，躯干用中度腕力叩刺，以局部皮肤潮红、稍有痛感、但局部无渗血为度；四肢可用较重腕力叩刺，以局部皮肤渗血、略有痛感为度。叩刺后嘱患者配合做肢体运动。

二诊（2020年5月16日）：治疗后患者诉右侧肢体仍活动不利，右上肢无力症状稍缓解，可缓慢水平移动，不可上抬，不能持物，拄拐杖可自行行走，但行走欠稳。无饮水呛咳，纳寐尚可，二便调。继续予皮肤针叩刺治疗，治疗后嘱患者减少活动，避风寒，8小时后再沐浴。

三诊（2020年5月26日）：患者诉右上肢无力症状改善，可缓慢水平移动，可上抬，但不能持物，拄拐杖可自行行走，但行走欠稳。无饮水呛咳，无恶寒发热，无咳嗽咳痰等，纳寐尚可。

【按语】本案患者中风后四肢乏力症状明显，为中病之后脏腑功能下降，素体虚弱，久病成瘀，瘀毒在脉络中阻滞气血运行，龙路、火路及其网络瘀滞不通，四肢筋脉骨肉失于气血精微的濡养而发病。运用皮肤针叩刺驱除筋络中瘀毒，配以髀关、伏兔、悬钟等活血祛瘀的穴位，增强祛瘀之功，再配合浅刺脐内环穴、足三里等补益气血，使机体气血运行恢复正常，使龙路、火路畅通，则疾病得以平复。

（三）偏头痛

偏头痛是众多头痛中的主要类型，临床表现以周期性反复发作的一侧或双侧头痛为主要特征，疼痛呈搏动性，常伴有恶心、呕吐、畏光、畏声等症状。

壮医称头痛为"巧坞尹（gyaeujin）"，壮医认为，偏头痛是由外感、内伤或外伤等致毒邪入侵人体，头部龙路和火路阻滞不畅而引起的以头部一侧或两侧疼痛为主症的一种疾病，属于壮医龙路病和火路病的范畴。其病机特点为人体感受外来毒邪，或脏腑功能失调，或遭受外伤，伤及三道两路和枢纽脏腑，使龙路、火路不畅，毒邪阻滞于头部，致头部龙路和火路功能失调或失养而发病。

典型病例 1

患者谢某某，男，45 岁。2020 年 4 月 29 日初诊。

【主诉】头痛十多年，加重 3 个月。

【病史】患者十多年前因晒太阳、未午休出现头痛，以眼眶、右侧头部疼痛为主，呈持续性搏动样痛，无头晕，无肢体麻木等，自行服药（具体不详）后可缓解。近 3 个月头痛加重，发作频繁，伴恶心欲吐、口淡等，平时于门诊服中药、行针灸等治疗，为求进一步系统诊治，遂来就诊。症见：头痛，以眼眶、右侧头部为主，呈持续性搏动样痛，伴恶心欲吐、口淡、盗汗，下腹部及外阴灼热疼痛。无头晕，无肢体麻木，无心慌胸闷，无恶寒发热等。纳可寐差，二便调，近期体重无明显变化。

【查体】头部外形正常、无畸形，头发浓密、黑白相间，五官端正。

目诊可见双眼白睛有散在网状血络，呈淡红色，末端增粗隆起，有深色瘀血点，黑睛前有苍白环。

【诊断】

壮医诊断：偏头痛（偏头痛）。

西医诊断：偏头痛。

【治疗】采用壮医皮肤针祛毒疗法治疗（如附录图32-1、图32-2所示）。

（1）叩刺器具：梅花针、碘伏、75%酒精、消毒棉签。

（2）叩刺穴位：以手足太阳经、手足少阳经及督脉穴为主。主要穴位：风池、天柱、大椎、肩井、天宗、肾俞、后溪、外关、足三里、头临泣、委中、颈夹脊穴、次髎。

（3）叩刺方法：选取以上穴位，暴露治疗部位，消毒针具及叩刺部位。用梅花针以中等力度叩刺，以局部皮肤潮红、稍有痛感但局部无渗血为度。2日治疗1次，5次为1个疗程，中病即止。

二诊（2020年5月10日）：患者诉治疗后头痛减轻，以眼眶、右侧头部疼痛为主，呈持续性搏动样痛，口淡，下腹部及外阴灼热疼痛。无恶心欲吐、盗汗，无头晕，无肢体麻木，无恶寒发热。纳可寐差，二便调。继续予梅花针叩刺治疗，治疗后嘱患者避风寒，清洁头颈部时使用热水。

三诊（2020年5月20日）：治疗2个疗程后，患者诉已无明显头痛，继续予梅花针叩刺治疗3次巩固疗效。治疗结束后随访3个月，症状无复发，疗效良好。

【按语】本案患者为感受外来阳热之毒而起病，病程日久，病邪深入骨肉筋络之中，阳热内聚灼伤面部血络，久积成瘀，头面部气血运行受阻，发为疼痛，瘀热刺激脉络，使之伴随搏动感。用穴中大椎、肩井、天宗等穴可疏通局部筋脉之气血，通经止痛；风池祛风醒脑，后溪、天柱分别属手太阳经和足太阳经穴，天柱又为局部取穴，后溪为八脉交会穴之一，与督脉相通，两穴配伍可疏调太阳、督脉经气，通络止痛；颈夹脊穴具有疏通局部气血而止痛的作用；肾俞、足三里补益先天和后天气血、生血养筋。运用皮肤针叩刺可疏通龙路和火路，使经脉通畅，利于逐毒而出。临床观察选用壮医皮肤针祛毒疗法治疗此类疾病，疗效显著。

典型病例 2

患者林某某，女，59 岁。2020 年 5 月 13 日初诊。

【主诉】反复右侧头部疼痛十多年，加重 1 周。

【病史】患者十多年前情志变化后出现头部疼痛，以右侧为主，呈阵发性刺痛，疼痛间歇期伴头晕、视物旋转。无耳鸣，无意识障碍，无胸闷心悸等症，曾多次住院治疗，症状好转后出院，出院后头晕反复发作。1 周前受寒后头痛加重，伴头晕，为求进一步诊治，遂来就诊。症见：头部疼痛，呈阵发性刺痛，以右侧为主，疼痛间歇期伴头晕，视物旋转，需服用"甲磺酸倍他司汀片"方可缓解，时有咳嗽咳痰，痰少色白，难咳出。无耳鸣，无意识障碍，无双上肢麻木，无颈肩酸痛等不适，纳一般，寐尚可，二便调。

【查体】神清，精神可，双侧瞳孔等大等圆、直径 3 毫米，直接对光反射和间接对光反射正常，双眼无眼震，伸舌居中。椎间孔挤压试验（－）、位置性眩晕试验（－），Lasegue 征（－），臂丛牵拉试验（－）。双侧 Babinski 征（－）、Chaddock 征（－）、Oppenheim 征（－）、Gordon 征（－）。颈无抵抗，Kerning 征（－）、Brudzinski 征（－）。四肢肌力、肌张力正常。舌暗红、苔薄白，脉弦涩。目诊可见双眼白睛簇状血络增粗隆起，色深红，呈螺旋状向黑睛方向延伸。

【辅助检查】头颅 CT 未见明显异常。

【诊断】

壮医诊断：偏头痛（偏头痛）。

西医诊断：偏头痛。

【治疗】采用壮医皮肤针祛毒疗法治疗（如附录图 33-1、图 33-2 所示）。

（1）叩刺器具：梅花针、碘伏、75% 酒精、消毒棉签。

（2）叩刺穴位：以足三阳经、足厥阴经及督脉穴为主。主要穴位：风池、百会、肝俞、肾俞、足三里、脾俞、胃俞、头维、三阴交、志室、悬钟、太阳、合谷、太冲、颈夹脊穴、腰夹脊穴。

（3）叩刺方法：选取以上穴位进行叩刺治疗，用中等力度叩刺，以局部皮肤潮红、稍有痛感但局部无渗血为度。2 日治疗 1 次，5 次为 1 个疗程，中病即止。

二诊（2020年5月24日）：患者诉治疗后上述症状明显好转，头部时有隐痛，无刺痛，以右侧为主。无头晕目眩，无耳鸣，无意识障碍。继续予梅花针叩刺治疗，治疗后嘱患者避风寒，清洁面部时使用温水，注意休息。

三诊（2020年6月4日）：治疗2个疗程后，患者已无明显头痛，无头晕目眩，无耳鸣，精神佳。治疗结束后随访3个月，症状无复发。

【按语】本案患者头痛日久，痛久入络，气血运行受阻，久停成瘀，阻滞龙路和火路，内阻脑脉，脑脉不通，巧坞（大脑）失养，发为本病，近期受寒后症状加重。舌暗红、苔薄白，脉弦涩为瘀血内阻之征。瘀血内阻，经脉不通则痛，故头痛经久不愈。病在巧坞（大脑），病性属实。足少阳、足厥阴经行颅脑侧部及顶部，旁傍督脉，以壮医梅花针叩刺疏通龙路、火路及其网格中的瘀滞，驱毒外出，通调巧坞（大脑）气血，使三气恢复正常运转，病痛自止。

（四）带状疱疹后遗神经痛

带状疱疹是由水痘－带状疱疹病毒引起的急性皮肤病，以出现成簇水疱，呈带状分布，痛如火燎为主要表现。感染水痘－带状疱疹病毒后，如得不到及时治疗或治疗不当，病毒可长期潜伏于脊髓后根神经节的神经元内，致疼痛可在疱疹消失后仍然存在，即形成带状疱疹后遗神经痛。带状疱疹后遗神经痛症状剧烈，约有1/4的患者疼痛超过1年，有的患者疼痛甚至超过数十年。

壮医称带状疱疹为"唪呗啷（baenz baezlangh）"，壮医认为，该病是由毒邪阻滞三道两路，阻碍气血的正常运行，使天、地、人三气不能同步运行，毒邪蕴结体内、外溢肌肤而起病。

典型病例1

患者杨某某，男，30岁。2020年5月4日初诊。

【主诉】背部疼痛17天。

【病史】患者17天前劳累汗出后背部出现疱疹，呈粉红色，带状排列，簇状分布，伴有持续性胀刺痛。2019年4月30日至5月10日因上症住院治疗，予抗病毒、改善循环等对症治疗，疱疹消退后出院，出院后背部疼痛反复，遂来就诊。症见：背部疱疹已消退，仍有烧灼样疼痛，呈阵发性，持续时间约10秒，疼痛稍影响睡眠，但能入睡，偶有头晕。无口干口苦，无肢体活动不利，无恶寒发热，无心慌胸闷。纳寐一般，二便调，近期体重无明显变化。

【查体】神清，精神好，背部水疱已结痂脱落，色着沉淀，VAS评分7分。舌红、苔黄腻，脉滑数。目诊可见双目白睛区色偏黄，12点方向的脊椎反应区血脉根部增粗、曲张、色深红，近虹膜端有顶部带瘀点的脉络分支。

【诊断】

壮医诊断：喯呗啷（蛇串疮）。

西医诊断：背部带状疱疹后遗神经痛。

【治疗】采用壮医皮肤针祛毒疗法治疗（如附录图34-1、图34-2所示）。

（1）叩刺器具：梅花针、碘伏、75% 酒精、消毒棉签。

（2）叩刺穴位：以足太阴经、足太阳经、足阳明经和局部阿是穴为主。主要穴位：大椎、天柱、肺俞、膈俞、支沟、阴陵泉、行间、足三里、三阴交、太冲、合谷、曲池、阳陵泉、血海、三阴交、壮医葵花穴。

（3）叩刺方法：选取以上穴位进行叩刺治疗，以中等力度叩刺，以局部皮肤潮红、稍有痛感、局部少量渗血为度。5日治疗1次，5次为1个疗程，治疗3个疗程。

二诊（2020年5月24日）：患者诉治疗后背部仍有烧灼样疼痛，但发作频率减少，偶有头晕。无口干口苦，无肢体活动不利，无恶寒发热，无心慌胸闷，纳寐尚可，二便调。继续予梅花针叩刺治疗，治疗后嘱患者减少活动，避风寒，8小时后再沐浴。

三诊（2020年6月13日）：治疗8次后，患者神清，精神好，背部偶有疼痛，无烧灼感。纳可寐佳，二便调。随访3个月，未见复发。

【按语】本案患者劳累日久后体虚，脏腑机能减弱，湿热内生，阻碍肺、脾正常运转，湿热蕴久，外泛肌肤，再兼感受湿热邪毒而发病，温热阻滞气机，致气血运行不畅，凝滞于背部，久停成瘀，不通则痛，故疼痛不止。以梅花针叩刺背部，拔除内藏之邪毒，使体内湿毒之邪有路可出，疏通筋脉内的瘀滞气血，使经脉通畅，逐瘀毒外出，使背部龙路、火路恢复通畅，疼痛自除。

典型病例 2

患者李某某，女，40 岁。2020 年 4 月 28 日初诊。

【主诉】腰背部水疱样皮疹伴疼痛 1 个多月。

【病史】患者平素嗜食肥甘，长期劳累后，腰背部于 2019 年 4 月 10 日出现红色小丘疹伴少许水疱，呈片状分布，伴胀痛瘙痒，2019 年 4 月 12 日水疱逐渐增多，呈簇状分布，伴有烧灼样疼痛，呈持续性发作，不能触碰，疼痛影响睡眠，遂至当地诊所就诊，诊断为带状疱疹，予抗病毒（具体不详）、药线点灸、中药内服等对症处理后症状稍有好转，但时有反复，近几日自觉症状加重，且疼痛蔓延至头颈部，遂来就诊。症见：腰背部可见少许簇集水疱样皮疹，呈带状分布，伴持续性烧灼样疼痛，影响睡眠。纳一般，寐差，小便调，大便溏。

【查体】腰背部簇集水疱样皮疹，以右侧腰背部为主，部分疱疹结痂，伴色素沉着，VAS 评分 5 分。局部肤温正常，皮肤有弹性，未见明显水肿。舌红、苔白腻，脉弦滑。目诊可见右眼白睛 12 点方向、左眼白睛 6 点方向的胃肠反应区有"Y"形脉络分布，根部增粗隆起，色鲜红，与虹膜交界处有瘀血点，黑睛消化环纹理分布不均匀。

【诊断】

壮医诊断：唪呗啷（蛇串疮）。

西医诊断：带状疱疹后遗神经痛。

【治疗】采用壮医皮肤针祛毒疗法治疗（如附录图 35 所示）。

（1）叩刺器具：梅花针、碘伏、75% 酒精、消毒棉签。

（2）叩刺穴位：以局部阿是穴为主，壮医脐内环穴八穴、壮医葵花穴八穴、壮医莲花穴五穴、双侧阳陵泉、三阴交、太冲、合谷、曲池、中脘、双侧肝俞、脾俞、大椎、天柱。

（3）叩刺方法：选取以上穴位进行叩刺治疗。以中等力度叩刺，以局部皮肤潮红、稍有痛感、局部少量渗血为度。5 日治疗 1 次，5 次为 1 个疗程，治疗 3 个疗程。

二诊（2020 年 5 月 20 日）：患者诉治疗后腰背部水疱结痂，少量色素沉着，疼痛较前缓解，夜间疼痛稍甚。局部肤温正常，纳寐一般，二便调。继续予梅花针叩刺治疗，术毕，令患者饮温开水一杯，嘱其避风寒，当天不沐浴。

三诊（2020年6月18日）：治疗9次后，患者诉腰背部疼痛基本消失，偶有瘙痒不适，余无明显特殊不适。随访3个月，情况良好。

【按语】本案患者平素劳累过度，素体虚弱，湿热之邪内侵机体日久，气血运行不畅，龙路、火路阻滞不通，脏腑失于气血精微濡养，正气虚弱，不能驱邪外出，体内湿热毒邪内蕴，外透于肌表而起病。以梅花针叩刺患处局部活血通络，驱毒外出，配合叩刺壮医脐内环穴八穴、壮医葵花穴可在泄毒之余稳固人体气血，使邪去正气复，三道两路瘀滞尽除，气血运行恢复通畅，疾病向好。

（五）湿疹

湿疹是由多种内外因素引起的以剧烈瘙痒为主要表现的一种皮肤炎症反应。湿疹的临床表现较为复杂，皮损一般呈多形性，以红斑、丘疹、丘疱疹为主，皮疹中央明显，逐渐向周围散开，境界不清，呈弥漫性，有渗出倾向，慢性者则有浸润肥厚。湿疹的病程不规则，反复发作，瘙痒剧烈，在临床上可发于任何年龄段，不分季节、气候发病。

壮医称湿疹为"能晗能累（naeng haenz naeng loij）"，壮医认为，湿疹主要是由于素体虚弱，血虚风燥而发病；或机体脏腑运化失司，湿热之毒蕴结，体内气血运行受阻，三道两路不畅而发病。

典型病例1

患者吴某某，男，18岁。2020年5月10日初诊。

【主诉】右侧手足背部红肿胀痛伴水疱20多天。

【病史】患者20多天前无明显诱因右侧手足背部出现红肿疼痛，伴水疱，皮肤呈暗红色，无瘙痒，曾至皮肤科就诊，明确诊断为湿疹样皮炎。予激光及外用药物治疗（具体治疗不详），症状未见缓解，遂来就诊。症见：右手背红肿疼痛，伴水疱，皮肤呈暗红色。右足背水疱破溃，表面有大量清水样渗出物，无瘙痒，偶有疼痛不适。右足部略显肿胀，左侧肢体活动可。无恶寒发热，无心慌胸闷，无头晕头痛，无恶心呕吐等不适。纳可，寐差，大便难，近期体重无明显变化。

【查体】右手背部可见 1 个 3 厘米 × 3 厘米的水疱，未破溃；1 个 3 厘米 × 4 厘米的水疱，已破溃，可见少量渗液。皮肤呈暗红色，局部肤温不高。舌暗红、苔黄腻，脉弦滑。目诊可见双眼白睛色偏黄，右眼 1 点方向、左眼 11 点方向的脾反应区脉络增粗屈曲，色深红，血脉末端有散在瘀血点。

【诊断】

壮医诊断：能唅能累（湿疹）。

西医诊断：湿疹样皮炎。

【治疗】采用壮医皮肤针祛毒疗法治疗。

（1）叩刺器具：梅花针、碘伏、75% 酒精、消毒棉签。

（2）叩刺穴位：以足厥阴经、足少阴经和局部阿是穴及相应部位的夹脊穴为主。主要穴位：支沟、阴陵泉、行间、阿是穴、足三里、太冲、合谷、曲池、阳陵泉、血海、三阴交、膈俞、百会、脐内环穴、复溜、华佗夹脊穴。

（3）叩刺方法：选取以上穴位，暴露治疗部位，消毒针具及叩刺部位。用梅花针以中等力度叩刺，以局部皮肤潮红、轻微渗血、稍有痛感为度。梅花针叩刺后，叩刺部位配合空气拔罐吸出渗液，隔日治疗 1 次。

二诊（2020 年 5 月 20 日）：患者诉治疗后右手背、足背仍红肿，伴大量渗液。左足部可见散在红斑、皮疹，伴痛痒。无胸闷心悸，无头晕头痛，无恶寒发热等不适。纳可，寐一般，小便可，大便干结。继续予梅花针叩刺治疗，治疗后嘱患者减少活动，避风寒，8 小时后再沐浴。

三诊（2020 年 6 月 10 日）：治疗 8 次后，患者右手、右足局部皮疹瘙痒明显减轻，大部分皮疹明显消退，颜色变浅。昨日右手背新发散在红斑，右足背新发局部皮损灶，色红，伴少量渗液，无渗血，原右手背、右足背皮损已结痂脱落，无红肿疼痛及渗液，余无特殊不适。纳寐可，二便调。再行壮医皮肤针治疗 8 次后，以上情况基本消失。

【按语】本案患者素体湿热，湿热之气常年困阻脾土，使脾胃运化不力，水湿内停，日久湿郁化火，湿热之毒相互蕴结，瘀滞于龙路和火路，使三道两路阻滞，湿热毒邪透发于肌表而起病。治疗以梅花针叩刺患处，使蕴结于肌表的湿热之毒伴渗血透发出体外，叩刺后再配以拔罐，加大祛毒力度，将深入筋脉骨肉的湿热毒邪一并拔除，使三道两路通畅，脏腑气血恢复平衡，疾病可愈。

典型病例2

患者司某某，女，29岁。2020年5月6日初诊。

【主诉】右手反复瘙痒1年多。

【病史】患者1年多前无明显诱因出现右手背瘙痒，呈阵发性发作，气候干燥及遇刺激物时症状明显，搔抓后有丘疹、红斑，曾多次于外院就诊，予对症处理（具体不详）后症状可缓解，但仍瘙痒，现为进一步治疗，遂来就诊。症见：右手背瘙痒，呈阵发性，入夜尤甚，气候干燥、遇刺激物及食辛辣、海鲜等食物后瘙痒尤甚，局部可见散在红斑、丘疹，部分结痂，有色素沉着，有搔抓痕。皮肤无水疱、无渗液，无恶寒发热，无心慌胸闷。纳可，寐差，二便可。

【查体】右手背可见散在红斑、丘疹，部分结痂，有色素沉着，有搔抓痕。有少许皮损，无水疱，无渗液。舌红、苔黄腻，脉弦滑。目诊可见双眼白睛色偏黄，右眼1点方向的反应区血脉根部增粗，色深红，呈旋转状向黑睛延伸。

【诊断】

壮医诊断：能唅能累（湿疹）。

西医诊断：湿疹样皮炎。

【治疗】采用壮医皮肤针祛毒疗法治疗（如附录图36-1、图36-2所示）。

（1）叩刺器具：梅花针、碘伏、75%酒精、消毒棉签。

（2）叩刺穴位：以患处穴位为主。配伍穴位：血海、手三里、三阴交、膈俞、支沟、阴陵泉、肝俞、脾俞、侠溪、丰隆。

（3）叩刺方法：选取以上穴位，暴露治疗部位，消毒针具及叩刺部位。用梅花针以中等力度叩刺，以局部皮肤潮红、轻微渗血、稍有痛感为度。梅花针叩刺后，叩刺部位配合空气拔罐吸出渗液。隔日治疗1次，5次为1个疗程，治疗3个疗程。

二诊（2020年5月18日）：患者诉治疗后右手背瘙痒改善，入夜、食辛辣后偶有瘙痒，局部可见散在红斑、丘疹，大部分结痂，有色素沉着，有搔抓痕。皮肤无水疱、无渗液。纳可，寐差，二便可。继续予梅花针叩刺治疗，治疗后嘱患者减少活动，避风寒，8小时后再沐浴。

三诊（2020年5月30日）：治疗2个疗程后，患者右手无瘙痒，手背红斑、丘疹已消退且已基本结痂，有色素沉着。皮肤无渗液，无水疱。纳寐可，二便可。随访3个月，症状未复发。

【按语】本案患者瘙痒症状明显，肝气郁结，气郁化火，累及脾土，脾胃功能失调，运化失司，致湿邪蕴结，龙路、火路受阻，湿热毒邪互结外透肌表而发病。刺血穴位以患处局部穴位为主，以梅花针叩刺直接疏散在表之湿热，使湿热毒邪有路可出，以活血通络、祛瘀泄毒；支沟为三焦经穴、阴陵泉为脾经合穴，两穴相配可通利三焦、健脾化湿；曲池、血海分别为大肠经及脾经之穴，合用可泄热祛湿，轻度叩刺可泻留滞之余邪。膈俞为八会穴之血会，可活血祛瘀，泄机体之瘀滞。诸穴合用使三道两路恢复通畅，脏腑调和，病无反复。

（六）脱发

脱发是指头发脱落的现象。若为生理性脱发，生长出的毛发与脱落的毛发会保持一定的平衡，从而毛发数量并不会减少。病理性脱发是指头发异常或过度脱落，其原因很多，如内分泌失调、精神创伤、血管机能紊乱及遗传等。男性、电脑工作者、压力大者皆为脱发的高发人群。

壮医称脱发为"泵栾（byoem loeng）"，是指头发突然呈大小不等的圆形或不规则形状脱落，患处头皮光亮，界线明显，压力大或精神受刺激可加重脱发。主要原因为气血运行不畅，头部脉络痹阻，龙路、火路及其网格中的精微不能上承头皮，毛发得不到充足的滋养而脱落。

典型病例

患者韦某某，女，50岁。2020年4月30日初诊。

【主诉】脱发1年多。

【病史】患者1年前因工作压力大开始大量脱发，洗头时明显，脱发处头皮光滑，未见新发长出。头皮时有疹子，挤破后患处头发开始脱落。无头皮发油、发痒。体倦乏力，偶有头晕目眩、耳鸣，无头痛，月经量少、不规律、色暗红。睡眠欠佳，易醒，醒后难入睡，纳可，二便调。

【查体】头发花白，头顶部头发稀疏，有大片光秃，脱发面积为 4 厘米×3 厘米，语声低微。舌淡暗、苔薄白，脉弦涩。目诊可见右眼白睛 12 点至 2 点方向的反应区、左眼 10 点至 12 点方向的反应区血脉呈网状分布，色淡红，血脉末端呈离断状，有散在瘀血点，黑睛前有苍白环。

【诊断】

壮医诊断：泵栾（油风）。

西医诊断：神经性脱发。

【治疗】采用壮医皮肤针祛毒疗法治疗（如附录图 37-1、图 37-2 所示）。

（1）叩刺器具：梅花针、银针、碘伏、75% 酒精、消毒棉签。

（2）叩刺穴位：以头部患处穴位为主。主要穴位：局部阿是穴、百会、四神聪、大椎、足三里、三阴交、血海、太溪。

（3）叩刺方法：选取以上穴位进行叩刺治疗，以中等力度反复叩刺患处头皮，每次叩击 8 分钟，以头皮潮红、局部轻微渗血、稍有痛感为度。梅花针叩刺后，配合毫针围刺局部，术毕，用生姜汁涂抹局部头皮。隔日治疗 1 次，5 次为 1 个疗程，治疗 3 个疗程。

二诊（2020 年 5 月 17 日）：患者诉治疗后脱发较前减少，患处局部有少量绒毛长出，仍时有红疹。继续予梅花针叩刺治疗，治疗后嘱患者减少活动，避风寒，8 小时后再梳洗头部。

三诊（2020 年 6 月 3 日）：治疗 3 个疗程后，患者脱发较前明显减少，患处局部已有毛发长出，红疹无再发。随访 3 个月，症状未复发。

【按语】本案患者因平素工作忙碌，劳累过度，致体内元气耗损，气虚无力推动血液运行，血液不能上承头部而停滞于脉络之中，龙路、火路及其周边网格瘀滞，头皮失于滋养，根基松动则毛发脱落。发为血之余，气血充足则毛发得以生长。使用梅花针叩刺治疗，直接刺激局部络脉，通经活络，驱除瘀滞之毒邪，配合毫针围刺治疗，刺激局部浮络，改善头部气血运行，使头皮得到充分滋养，毛发自可恢复生长。

六、壮医刺血泄毒疗法临床应用

（一）急性痛风性关节炎

痛风性关节炎是一种嘌呤代谢障碍导致尿酸生成增多或尿酸排泄异常，尿酸盐结晶沉积于组织、关节而诱发的复发性异质性炎性疾病。近年来，随着人民饮食结构的改变，蛋白质、糖、脂肪等摄入量明显增多，痛风的患病率逐渐升高，与年龄的增长呈现正相关，且呈现低龄化趋势。流行病学研究显示，已经有约 3.9% 的人群患有痛风。影响痛风的因素众多，与年龄、性别、地区、环境因素、生活方式、饮食等密切相关。急性痛风性关节炎的临床表现为受累关节出现明显的红、肿、热、痛，常于夜间发作，首发关节常累及第一跖趾关节，其次为踝、膝等。关节疼痛剧烈难忍，活动受限，严重影响患者的工作和生活。

痛风属中医学"痹病"的范畴，指风、寒、湿、热等邪气侵犯肌表经络和骨节，痹阻经络，发生肌肉或关节疼痛、肿大、重着等的一类疾患。壮医称痛风为"隆芡（lungzcenh）"，属于"发旺"的范畴。根据壮医"毒虚致病"理论，"隆芡"乃风、湿、热之邪毒入侵，阻滞龙路、火路，使天、地、人三气不能同步所致。

典型病例 1

患者莫某某，男，32 岁。2019 年 2 月 1 日初诊。

【主诉】四肢关节红肿热痛 10 天。

【病史】患者 10 天前无明显诱因出现四肢关节疼痛、红肿，趾节尤甚，随后双膝肿大变形，活动受限，未系统治疗，症状逐渐加重，常因疼痛剧烈而彻夜难眠，遂来就诊。症见：四肢关节疼痛、红肿、屈伸不利，右下肢尤甚，足触地则痛引股膝，阴天加重，如针刺火灼，需毛毡厚裹，耳郭、膝部及左手中指均有硬结小核，按之疼痛明显；面红目赤，白睛血丝满布，唇色暗红，发热无汗，口干渴，纳寐差。小便短赤热痛，大便干结，排便时肛门灼热。

【查体】四肢关节红肿热痛，屈伸及下蹲时活动稍受限，浮髌试验

（–），"4"字试验（＋），股神经牵拉试验（＋），四肢肌力、肌张力正常。舌深红、苔黄厚腻，脉弦大而数。目诊可见右眼白睛12点至1点方向的血脉根部粗大，弯曲延伸，色深红。

【诊断】

壮医诊断：隆芡（热痹）。

西医诊断：痛风性关节炎（急性发作期）。

【治疗】采用壮医刺血泄毒疗法治疗（如附录图38-1、图38-2所示）。

（1）刺血器具：一次性注射器针头。

（2）刺血穴位：选取壮医梅花穴，在红肿疼痛最明显的部位取一穴，以此穴为中心上下左右各取一穴，由内向外刺成梅花形。

（3）刺血方法：常规消毒皮肤，右手持针对准穴位迅速浅刺后立刻出针，并挤压针孔周围，使出血数滴，针刺深度以0.3厘米为宜。如关节疼痛、肿胀严重，则加角吸或拔罐以增加出血量。每日治疗1次，7次为1个疗程。

二诊（2019年2月8日）：治疗1个疗程后，患者足心微出汗，骨节烧灼掣痛微减轻，诸症缓解。

三诊（2019年2月15日）：治疗2个疗程后，患者骨节肿大较前消退，皮下结节变软，黄厚腻苔转薄，病情明显好转。

四诊（2019年2月23日）：治疗3个疗程后，诸症基本消除，只于气候剧变、天气阴沉时肢体略感强硬麻胀。舌苔微腻，脉濡数无力。予黄芪桂枝五物汤合活络效灵丹化裁服用，补气血、通经络，以图善后。

【按语】本案患者脉症合参，乃湿热蕴毒入侵，深入筋骨，瘀阻龙路、火路，使天、地、人三气不能同步所致，痛风诊断明确。本例患者早期不可误用滋补，运用壮医刺血疗法，通过浅刺出血，直捣邪气蕴伏之所，或配合挤压、角吸、拔罐增加出血量，使湿热邪毒随血外出，从而疏通龙路、火路气机，使天、地、人三气同步，以清湿热、泻毒、消肿止痛，从而较快地缓解受累关节的红肿热痛，改善关节功能。后期考虑患者毒邪过盛，伤及气血，气血伤则失衡，《景岳全书》指出："大都痛痹之证，多有昼轻而夜重者，正阴邪之在阴分也……。或得暖遇热而甚者，此湿热伤阴之火证也。有火者宜从清凉，有寒者宜从温热。若筋脉拘滞，伸张不利者，此血虚血燥证也，非养血养气不可。"壮医强调"疾患并非无中生，乃系气血不均衡"，故于邪少正虚时，攻补兼施、扶正祛邪、均衡气血，在治疗 3 个疗程后配合服用中药增强养血益气通络之功效，从而巩固疗效。

典型病例 2

患者王某某，女，74 岁。2018 年 12 月 28 日初诊

【**主诉**】关节反复疼痛 5 年，加重 1 周。

【**病史**】患者 5 年前无明显诱因出现双膝关节疼痛，呈持续性胀痛，活动受限，活动后疼痛加重，休息不能缓解，局部红肿、肤温升高。无皮肤破溃，无关节畸形，曾多次行中西医治疗，明确诊断为"痛风性关节炎"，之后曾自行服药治疗（具体不详），症状反复发作。1 周前上症加重，遂来就诊。症见：双膝关节、右踝关节疼痛，呈持续性胀痛，右踝关节稍肿胀、活动受限、局部肤温升高，四肢偶有肌肤发麻、感觉异常，伴腰膝酸软、小腿肌肉萎缩，起步无力。无晨僵，无恶心呕吐，无头晕头痛等不适。纳可，多梦，二便调。

【**查体**】双侧膝关节、右踝关节压痛，右踝关节稍肿胀、局部活动受限、肤温升高。舌红、苔黄腻，脉弦细数。目诊可见右眼黑睛 3 点方向有凹陷穿隆，底部闭合，颜色暗黑。

【**辅助检查**】肾功能：尿酸 618μmol/L，肌酐 151μmol/L。血常规：白细胞 11.31×10^9/L，中性粒细胞百分比为 78% 。

【**诊断**】

壮医诊断：隆芡（热痹）。

西医诊断：痛风性关节炎（急性发作期）。

【**治疗**】采用壮医刺血泄毒疗法治疗（如附录图 39 所示）。

（1）刺血器具：一次性注射器针头或消毒三棱针。

（2）刺血穴位：选取壮医梅花穴，在红肿疼痛最明显的部位取一穴，以此穴为中心上下左右各取一穴，由内向外刺成梅花形。

（3）刺血方法：常规消毒皮肤，右手持针对准穴位迅速浅刺后立刻出针并挤压针孔，使出血数滴，针刺深度以 0.3 厘米为宜。如关节疼痛、肿胀严重，则加角吸或拔罐以增加出血量。每日治疗 1 次，7 次为 1 个疗程。

二诊（2019 年 1 月 4 日）：治疗 1 个疗程后，患者双膝关节、右踝关节疼痛较前减轻，右踝关节稍肿胀，活动已无明显受限。纳可，寐欠佳，二便调。继续按上述方法治疗 2 个疗程，并配合中药方剂虎潜丸化裁内服。

三诊（2019 年 1 月 22 日）：治疗 3 个疗程后，患者双膝关节、右踝关节已无明显疼痛，右踝关节肿胀消退，活动无受限。纳寐可，二便调。复查肾功能，结果提示尿酸、肌酐值已恢复正常。随访半年，诸疾未再复发。

【按语】痹病与痿病，一般以痛与不痛辨之。但临床辨治常有关联，特别是湿热久痹，浸渍肌肤，留滞关节，瘀塞经络，化火伤阴，致肝肾亏损、脾虚肺燥、经脉失养、宗筋不润、肌肤不营，均可发生痿病。本案患者除膝关节、右踝关节疼痛，右踝关节稍肿胀、活动受限外，还伴有四肢肌肤发麻、感觉异常、腰膝酸软、小腿肌肉萎缩、起步无力，已渐趋痿废。故初诊时予壮医刺血泄毒疗法清热祛湿，涤除关节、经络间壅滞之湿热毒邪，令龙路、火路畅通，脏腑功能旺盛。治疗 1 个疗程后，二诊时再配合虎潜丸化裁内服，治以滋补肝肾、育阴清热为法，使灼热疼痛得以消减。本案患者反复关节疼痛多年，经中西医治疗后症状仍反复不愈，仅运用壮医刺血泄毒疗法治疗 3 个疗程，收效甚佳，诸疾痊愈，且运用该疗法治疗痛风具有"简、便、验、廉、捷"的优势特点，潜在效益极大，应大力推广运用。

（二）肱骨外上髁炎

肱骨外上髁炎俗称"网球肘"，是伸肌总腱起点处的一种慢性损伤性炎症，同时伴有疼痛和肘部外侧敏感性改变。肱骨外上髁炎是骨科临床上的常见病和多发病，是前臂过度旋前或旋后位，被动牵拉伸肌（握拳、屈腕）和主动收缩伸肌（伸腕），对肱骨外上髁处的伸肌总腱起点产生较大张力，长期反复引起该处慢性损伤所致。

肱骨外上髁炎属壮医"痛证（kho in）"的范畴，是由风、热、湿等毒邪阻滞龙路、火路所致，以疼痛为主要表现的一种疾病。

典型病例 1

患者何某，男，27 岁。2019 年 3 月 10 日初诊。

【**主诉**】肘外侧疼痛2周。

【**病史**】患者2周前因打羽毛球用力过度，不慎致肘外侧疼痛，当时未见其他不适，回家后自行用药酒涂搽患处，症状未见明显缓解，迁延不愈，遂来就诊。症见：肘外侧疼痛，以肱骨外上髁处压痛明显，疼痛呈持续渐进性发展，运动或劳累后加重，前臂无力，握力减弱，休息时疼痛减轻或消失。无发热恶寒，无头晕头痛，无咳嗽咳痰等不适。纳可，寐欠佳，二便尚可。

【**查体**】肘外侧压痛，以肱骨外上髁处压痛明显，前臂伸肌牵拉试验（Mills征）（+），伸肌群抗阻力试验（+）。舌红、苔薄白，脉细涩。目诊可见右眼白睛12点方向血脉粗细不均、弯曲延伸，色暗红，脉络有瘀点。

【**诊断**】

壮医诊断：痛证（痛证）。

西医诊断：肱骨外上髁炎。

【**治疗**】采用壮医刺血泄毒疗法治疗（如附录图40-1、图40-2所示）。

（1）刺血器具：一次性注射器针头或消毒三棱针。

（2）刺血穴位：阿是穴。

（3）刺血方法：常规消毒皮肤，术者戴无菌手套。先在阿是穴揉捏推按，使局部充血，然后右手持针，露出针尖0.3～0.4厘米，对准穴位迅速刺入后立即出针，轻轻挤压针孔周围，使出血3～5滴，然后用消毒棉球按压针孔。3日治疗1次，5次为1个疗程。

二诊（2019年3月25日）：治疗1个疗程后，患者诉肘关节疼痛明显减轻，前臂活动较前灵活，但劳动时仍感酸痛乏力。治疗有效，继续按上述方法治疗。

三诊（2019年4月24日）：治疗3个疗程后，患者肘关节已无疼痛，活动正常，诸症皆消。随访1年，诸疾未见复发。

【**按语**】临床上运用壮医刺血泄毒疗法治疗痛证，收效甚佳。本例"肱骨外上髁炎"诊断明确，属壮医"痛证"的范畴，因外伤致风毒、热毒、湿毒等阻滞龙路、火路，不通则痛。壮医刺血泄毒疗法治疗"痛证"以毒虚致病论、阴阳、气血、三道两路等壮医基本理论为指导，注重祛毒补虚，平衡气血阴阳，先在阿是穴揉捏推按，使局部充血，再点刺出血，使天、地、人三气同步，具有良好的通调龙路、火路和止疼痛的效果。壮医认为，痛证无论虚实，通过刺血泄毒补虚，均能疏通道路，使毒去新生，邪去正安。运用壮医刺血泄毒疗法治疗痛证安全有效，无副作用，具有"简、便、验、廉、捷"的特点。

典型病例 2

患者黄某某，男，43 岁。2018 年 8 月 29 日初诊。

【主诉】左肘关节疼痛 1 年多，加重 2 天。

【病史】患者 1 年前无明显诱因出现左肘关节疼痛，以持续性刺痛为主，休息后不可缓解，曾至骨科门诊就诊，诊断为"网球肘"，予美洛昔康片口服、氟比洛芬凝胶贴膏外贴等对症治疗，症状时有改善，但仍反复发作。2 天前患者自觉左肘关节疼痛，疼痛可放射到上臂，夜间及活动时疼痛明显，遂来就诊。症见：左肘关节疼痛，以持续性刺痛为主，休息后未缓解，疼痛可放射到上臂，左肩关节活动稍受限。纳寐可，二便调。

【查体】左肘关节外侧压痛，活动稍受限，上举 90°、外展 70°、前屈 90°、后伸 15°，左上肢肌肉无萎缩，肌力正常。舌暗红、苔薄白，脉细涩。目诊左眼白睛 2 点方向可见血脉粗细不均、弯曲延伸，色暗红，并可见黑线。

【诊断】

壮医诊断：痛证（痛证）。

西医诊断：肱骨外上髁炎。

【治疗】采用壮医刺血泄毒疗法治疗（如附录图 41-1、图 41-2 所示）。

（1）刺血器具：一次性注射器针头或消毒三棱针。

（2）刺血穴位：阿是穴。

（3）刺血方法：常规消毒皮肤，术者戴无菌手套。先在阿是穴揉捏推按，使局部充血，然后右手持针，露出针尖 0.3～0.4 厘米，对准穴位迅速刺入后立即出针，轻轻挤压针孔周围，使出血 3～5 滴，然后用消毒棉球按压针孔。3 日治疗 1 次，5 次为 1 个疗程。

二诊（2018 年 9 月 15 日）：患者诉治疗后左肘关节疼痛较前稍减轻，休息后可缓解，左肩关节疼痛缓解，活动稍受限。纳寐可，二便调。

三诊（2018 年 10 月 30 日）：约治疗 2 个月后，患者诉左肘关节已无明显疼痛，左肩关节疼痛亦基本缓解，纳寐可，二便调。左肩关节外侧压痛

（一），四肢关节活动自如，无其他不适，肌力、肌张力正常，生理反射存在，病理反射未引出。目诊可见左眼白睛 2 点方向血脉粗细、颜色基本正常。

【按语】当前肱骨外上髁炎的治疗措施繁多，西医的非手术疗法包括局部封闭、制动、冲击波、口服非类固醇抗炎药等，中医治疗以针灸、推拿、中药外敷、穴位注射及内服中药为主。但由于各疗法的疗效不一、功效侧重不同，迄今未明确哪种疗法治疗肱骨外上髁炎绝对有效，壮医亦在探寻一套行之有效的治疗方案。该例患者主要以左肘关节疼痛为主症就诊，伴左肩关节疼痛，久治不愈，通过壮医刺血泄毒疗法治疗 2 个月后，收效甚佳，诸症皆消，疗效确切，值得临床推广应用。

（三）痧病

痧病是毒邪侵入人体后，以胸腹烦闷、恶心呕吐、寒热往来、胸背部透发痧点等为主要临床特征的一种疾病。该病是气候湿热、多毒的岭南地区的一种常见病、多发病，影响人们的身心健康、生活质量和工作效率。根据"毒虚致百病"理论，壮医称痧病为"贫痧（laemx hoh）"，认为痧病是由机体虚弱，痧毒邪气经口鼻、肌表侵入人体并集聚于身体某处，闭阻气血，滞塞脏腑所致。

典型病例

患者许某某，男，30 岁。2020 年 1 月 10 日初诊。

【主诉】身重、肢体酸痛、胸闷 1 周。

【病史】患者 1 周前因被雨淋后感觉乏力，身重，全身肌肉酸痛，胸闷，微恶风寒，头胀痛，头重，颈项不适。无胸痛，无发热，无呼吸困难等不适。经中西医治疗后头痛症状好转，其余症状未见明显好转，遂来就诊。症见：乏力，身重，全身肌肉酸痛不适，胸闷，微恶风寒，头胀痛，头重，颈项不适。无胸痛，无发热，无呼吸困难等不适，食欲不振，纳谷乏味，二便调。

【查体】面色赤暗，舌淡红、苔薄白腻，舌底可见明显静脉曲张，脉濡细。双侧肘窝可见青筋显露，稍用力揩擦肘窝皮肤即见红色痧点显露。目诊可见右眼白睛 11 点方向血脉边界浸润浑浊，脉络如蜘蛛网状，分布不规则。

【诊断】

壮医诊断：贫痧（感冒）。

西医诊断：感冒。

【治疗】 采用壮医刺血泄毒疗法治疗（如附录图 42-1、图 42-2 所示）。

（1）刺血器具：一次性注射器针头或消毒三棱针。

（2）刺血部位：选择痧疹点或痧斑在背部近脊柱处的反应点（红色、暗红色、褐色斑点）。主要穴位：百会、风池、大椎、太阳、肩井、天宗、肺俞、委中、曲池、合谷，除百会、大椎为单穴外，其余均取双穴。

（3）刺血方法：常规消毒皮肤，术者戴无菌手套，右手持针，露出针尖 0.2～0.3 厘米，快速刺入皮肤，深达皮下，迅速出针并立即用气罐或火罐吸拔增加出血量。刺血后用消毒棉球消毒针口及其周围皮肤。3 日治疗 1 次，10 次为 1 个疗程。

二诊（2020 年 2 月 9 日）：治疗 1 个疗程后，患者食欲大增，诸症皆消。随访 3 个月，未复发。

【按语】 凡痧必有青筋，多在舌底、双侧肘窝与腘窝等处，俗称"痧筋"，当须探验明确。本例患者舌底可见明显静脉曲张，双侧肘窝可见青筋显露，稍用力揩擦肘窝皮肤即见红色痧点显露。壮医目诊可见右眼白睛 11 点方向血脉边界浸润浑浊，脉络如蜘蛛网状，分布不规则，正中痧病的特点。由于痧病以邪气闭塞为主要病机，起病急、病势凶，所以治疗当以疏通为要。壮医刺血泄毒疗法具有独特的治疗效果，能够迅速祛除邪气，调节全身气血，提高机体免疫力，激发体内防御功能，改善相应脏腑功能。壮医刺血泄毒疗法治疗本病时强调要配合气罐或火罐吸拔增加出血量，以增强祛痧除邪、疏通经络之力，从而达到解表泄邪、通经活络、调和气血阴阳、恢复机体正常生理功能的作用。

（四）慢性疲劳综合征

慢性疲劳综合征是由现代高效快节奏的生活方式，以及长期高度紧张导致的一组以长期极度疲劳（包括体力疲劳和脑力疲劳）为主要突出表现的全身性症候群，包括持续存在或反复发作的慢性严重疲劳，同时伴有睡眠障碍、认知障碍、记忆力障碍、注意力不集中、疼痛症状、类流感症状、免疫机能低下症状等。

慢性疲劳综合征可归为中医"虚劳"的范畴，壮医称为"涸耐（haw）"。壮医学认为"涸耐"是由情志不调、身体疲劳等造成阴阳气血功能失衡，三道两路阻滞不通，毒邪积聚乘虚而入所致。壮医认为毒虚致百病，故其治疗可通过刺血泄毒疗法以调理阴阳，通畅三道两路，活血化瘀排毒。

典型病例 1

患者李某某，男，42 岁。2018 年 10 月 8 日初诊。

【**主诉**】双下肢乏力 1 年多。

【**病史**】患者 1 年前无明显诱因出现双肢乏力，伴四肢麻木，下肢尤甚，行走不稳。无视物旋转及视物模糊，无耳鸣及听力下降，未系统治疗，现为求系统治疗，遂来就诊。症见：神清，精神一般，双下肢乏力，伴四肢麻木，下肢尤甚，行走不稳，偶有头晕头痛，注意力不集中。无视物旋转及视物模糊，无胸闷心慌。纳寐欠佳，夜尿频，每晚约 4 次；大便约 2 日一行，较干硬。

【**查体**】四肢肌力、肌张力正常，生理反射存在，病理反射未引出。舌淡、苔薄白腻，舌边有齿痕；脉左沉弱稍数，右中取显有力，久按亦软，尺中弱小。目诊可见双眼白睛血脉散乱，毛细血管末端扩张而形成形态不一的红点。

【**诊断**】

壮医诊断：涸耐（虚劳）。

西医诊断：慢性疲劳综合征。

【**治疗**】采用壮医刺血泄毒疗法治疗（如附录图 43-1、图 43-2 所示）。

（1）刺血器具：一次性注射器针头。

（2）刺血穴位：双侧的肺俞、心俞、脾俞、肾俞，大椎，双侧足三里、背部近脊柱反应点（暗红色或褐色斑点）。

（3）刺血方法：常规消毒皮肤，术者戴无菌手套，用一次性注射器针头对准穴位后刺进皮肤 0.1 ～ 0.2 厘米，快速直进直出，并挤出 1 ～ 2 滴血。

若挤出血液为暗红色，可用气罐或火罐吸拔增加出血量，然后用消毒棉球消毒针孔及周围皮肤。3日治疗1次，7次为1个疗程，左右两侧穴位交替使用。

二诊（2018年10月29日）：治疗1个疗程后，患者双下肢乏力较前稍改善，四肢麻木感减轻，可独自缓慢行走，仍偶有头晕头痛，注意力不集中。纳寐可，小便尚可，大便调。舌淡红、苔薄白，脉细弱。

三诊（2018年12月10日）：治疗3个疗程后，患者双下肢乏力、麻木症状明显减轻，诸症缓解，行走自如，无其他明显不适。纳寐可，二便调。

【按语】慢性疲劳综合征发病隐秘，常被人们忽视，近年来随着生活节奏的加快，人们的身心压力也日渐加大，致使该病的发病率有逐年上升的趋势。目前，现代医学对该病的病因及发病机制等方面尚无确切定论。中医学认为，慢性疲劳综合征属于"虚劳""不寐"的范畴，是由于长期精神紧张、身体疲劳造成脏腑阴阳气血功能失调，肝胆枢机不利，脾胃运化失司和三焦气化失常，毒邪积聚而发病。壮医称慢性疲劳综合征为"涠耐"，根据壮医"毒虚致百病"理论，考虑该患者劳累过度，正气不足，毒邪内侵，致机体气血阴阳功能失衡，三道两路阻滞不通而发病。通过壮医刺血泄毒疗法治疗，取穴以背俞穴、大椎、双足三里、背部近脊柱反应点为主，具有良好的平衡阴阳、补脾益肾、宁心安神、活血化瘀排毒的效果。

典型病例2

患者梁某某，女，30岁。2019年4月22日初诊。

【主诉】周身乏力1年多。

【病史】患者1年前因稽留流产后出现周身乏力，以双下肢为主；偶有头晕，呈昏沉感，劳累后加重，与体位改变无关；偶有腰酸腰胀。无胸闷心慌，无腹痛腹泻，曾于医院就诊（具体治疗不详），上症稍改善。现为求进一步治疗及积极备孕，遂来就诊。症见：全身乏力，双下肢尤甚，腰酸，偶有头晕头痛，记忆力减退，注意力不集中。无潮热盗汗，无发热恶寒，无咳嗽咳痰，无胸闷心慌，纳寐欠佳，二便调。

【查体】四肢肌力、肌张力正常，生理反射存在，病理反射未引出。

舌淡、苔薄白，脉弦细。目诊可见双眼白睛血脉散乱，毛细血管末端扩张而形成形态不一的红点；双眼黑睛卷缩轮可见典型念珠刻痕，状如蔷薇花瓣。

【诊断】

壮医诊断：涸耐（虚劳）。

西医诊断：慢性疲劳综合征。

【治疗】采用壮医刺血泄毒疗法治疗（如附录图 44-1、图 44-2 所示）。

（1）刺血器具：一次性注射器针头。

（2）刺血穴位：双侧的肺俞、心俞、肝俞、脾俞、肾俞，任脉及其附近的反应点（暗红色或褐色斑点）。

（3）刺血方法：常规消毒皮肤，术者戴无菌手套，用一次性注射器针头对准穴位后刺进皮肤 0.1～0.2 厘米，快速直进直出，并挤出 1～2 滴血。若挤出血液为暗红色，可挤至见鲜红色血为止，然后用消毒棉签擦拭后按压针孔。3 日治疗 1 次，7 次为 1 个疗程。两侧穴位交替使用。

二诊（2019 年 5 月 14 日）：治疗 1 个疗程后，患者周身乏力较前减轻，仍有腰酸，偶有头晕头痛，无其他不适。纳寐欠佳，二便调。舌淡红、苔薄白，脉细。

三诊（2019 年 6 月 26 日）：治疗 3 个疗程后，患者乏力症状大大改善，无腰酸，无明显头晕头痛。纳寐尚可，二便调。舌淡红、苔薄白，脉细缓，目诊未见异常。配合方剂毓麟珠化裁内服积极备孕。随访半年，患者愈后未再复发，告知已有身孕 3 个月。

【按语】该患者为青壮年，但 1 年前因稽留流产后出现周身乏力、头晕等症状，迁延难愈，西医诊断"慢性疲劳综合征"明确，壮医称为"涸耐"。壮医认为毒虚致百病，故治疗原则以祛毒补虚为主。运用壮医刺血泄毒疗法治疗，取穴以背俞穴、督脉、任脉及其附近的反应点（暗红色或褐色斑点）为主，足太阳经之心俞、肝俞、脾俞、肾俞可养心健脾、疏肝解郁、宁心安神、疏通龙路和火路，使天、地、人三气同步协调，能有效改善患者全身乏力、腰酸、头晕头痛、记忆力减退等症状。故治疗 3 个疗程后，患者诸症尽减，疗效显著。患者又积极备孕，后配合方剂毓麟珠化裁内服，使其精充血足，冲任得养，胎孕易成。

七、壮医火针驱毒疗法临床应用

（一）腰椎间盘突出症

腰椎间盘突出症是较为常见的疾患之一，是由外伤、劳累等因素诱发腰椎间盘退行性病变，进而引起髓核突出纤维环压迫神经根，产生腰部或臀部坐骨神经处疼痛，并向一侧下肢或双下肢放射等一系列临床症状的病证。现代医学认为，神经根周围软组织无菌性炎症是腰椎间盘突出症产生疼痛的主要原因，而且约有 40% 的患者伴有神经根粘连。临床以第 4～5 腰椎、第 5 腰椎至第 1 骶椎发病率最高，约占 95%。本病是临床常见病、多发病、难治病，约占腰腿痛的 1/4，好发于 25～45 周岁的中青年，严重影响人们的健康、工作和生活。腰椎间盘突出症属中医学"腰腿痛"的范畴。巢元方的《诸病源候论》指出，该病与肾虚、风邪入侵有密切关系。

壮医称本病为"核尹（hwet in）"，壮医认为本病为腰部负重劳损，复感风寒湿邪，肌筋失衡，筋结形成，横络盛加，阻塞龙路、火路，使三气失于同步引起。

典型病例 1

患者黎某某，女，70 岁。2019 年 7 月 12 日初诊。

【**主诉**】反复腰痛 6 年，加重伴双大腿酸胀不适 1 周。

【**病史**】患者 6 年前无明显诱因出现腰部疼痛，久站久行后疼痛加重，休息可缓解，双膝部疼痛，右边明显。无下肢放射痛，无双下肢麻木乏力，无间歇性跛行，曾多次行中西医诊治，诊断为"腰椎间盘突出症"，经治疗后症状好转，但易反复发作。1 周前因劳累后腰部疼痛加重，久站久行后明显，无活动受限，自行涂搽中药治疗，未见明显缓解，现为求进一步系统诊治，遂来就诊。症见：腰部疼痛，久站久行后疼痛加重，行走十几分钟后需休息，休息后可缓解，伴双大腿酸胀不适，双膝关节疼痛，右边明显。无双下肢麻木乏力，无发热恶寒，无心慌胸闷，无腹痛腹泻等不适。纳寐尚可，二便调。

【**查体**】脊柱外观未见明显畸形，生理曲度存在，双侧腰肌稍紧张、压痛，腰椎各棘突、椎旁无明显压痛，双侧梨状肌部无压痛、无放射痛，右膝关节压痛，无红肿，双下肢肌力、皮肤感觉正常。直腿抬高试验（+），左侧“4”字试验（+），双下肢腱反射对称存在，病理征未引出。舌紫暗、苔白，脉弦涩。目诊可见双眼白睛12点方向的脊椎腰背反应区血脉增粗，向左右两侧延伸，脉络中间可见瘀斑，色深红。

【诊断】

壮医诊断：核尹（腰痛）。

西医诊断：腰椎间盘突出症。

【治疗】采用壮医火针驱毒疗法治疗（如附录图45所示）。

（1）针刺器具：常规毫针或专用火针、酒精灯。

（2）针刺穴位：棘突旁压痛点、尻点、伏兔点、腘点、腓点、蹲点等筋结病灶。

（3）针刺方法：将针尖置于酒精灯外焰中烧红，垂直朝下露出0.2～0.3厘米，快速刺入皮肤，深度达皮下0.2～0.3厘米为宜，迅速直进直出。隔日治疗1次，5次为1个疗程，1个疗程结束后间隔2日再继续下一个疗程的治疗。

二诊（2019年8月1日）：治疗2个疗程后，患者诉腰部疼痛较前减轻，久站久行后疼痛仍有加重，双大腿酸胀不适较前缓解，双膝关节疼痛。无双下肢麻木乏力，无发热恶寒，无心慌胸闷，无腹痛腹泻等不适。纳寐尚可，二便调。舌紫暗、苔白，脉弦涩。

三诊（2019年8月23日）：治疗4个疗程后，患者腰腿痛及相关症状基本消失，直腿抬高试验（-），起蹲、弯腰、行走等活动自如，基本能够正常工作和生活。

【按语】腰椎间盘突出症属中医学“腰腿痛”的范畴。《素问·刺腰痛篇》:“衡络之脉令人腰痛，不可以俯仰，仰则恐仆，得之举重伤腰。”“肉里之脉令人腰痛，不可以咳，咳则筋缩急。”《医学心悟》：“腰痛拘急，牵引腿足。”阐述了腰腿痛的特点。壮医称本病为“核尹”，根据壮医“毒虚致百病”理论，患者劳累后腰部疼痛加重，久站久行后疼痛明显，腰部负重劳损严重，虚象清晰可见，又复感风毒、寒毒、湿毒诸邪，致经筋气血失衡，毒邪阻塞两路，天、地、人三气失调而引发本病。患者经壮医火针驱毒疗法治疗一段时间后，收效明显，已可正常工作和生活。壮医火针驱毒疗法治疗腰椎间盘突出症具有方法独特、疗效显著、安全性高、操作简便、费用低廉等特点与优势，应在临床中大力推广应用和进一步探讨其作用机理。

典型病例 2

患者岑某某，女，43 岁。2019 年 7 月 2 日初诊。

【主诉】反复腰部疼痛 3 年多，加重半年。

【病史】患者 3 年前无明显诱因出现腰痛，以刺痛为主，活动时明显加重，无双下肢反射痛，无间歇性坡行，曾至各大中西医医院就诊，行腰椎 CT 平扫，提示腰椎退行性病变（腰 2/3、3/4、4/5 椎间盘膨出）、腰椎骨质增生，诊断为"腰椎间盘突出症"，予中医针灸及口服止痛药物治疗，症状明显改善。半年前上症再发，现为求进一步诊治，遂来就诊。症见：腰痛，以刺痛为主，伴双侧髋部疼痛，左侧尤甚，时有颈部疼痛不适。无双下肢放射痛。无间歇性坡行，无头晕头痛，无恶寒发热，无胸闷心慌，无腹胀腹痛。纳可，寐欠佳，二便调。

【查体】脊柱外观未见明显畸形，生理曲度存在，腰部活动受限，腰部脊柱旁压痛（＋），左侧直腿抬高试验（＋），左侧"4"字试验（＋），双侧髋部压痛，无放射痛。无皮肤红肿，双下肢肌力、皮肤感觉正常，双下肢腱反射对称存在，病理征未引出。舌紫暗、苔白，脉弦涩。目诊可见右眼黑睛 7 点方向色彩浓厚，颜色变暗，可见多条黑线。

【辅助检查】

腰椎 CT 平扫：腰椎退行性病变（腰 2/3、3/4、4/5 椎间盘膨出），腰椎骨质增生。DR 双髋关节正位片＋蛙式位片：双髋关节骨质未见异常。

【诊断】

壮医诊断：核尹（腰痛）。

西医诊断：腰椎间盘突出症。

【治疗】采用壮医火针驱毒疗法治疗（如附录图 46 所示）。

（1）针刺器具：常规毫针或专用火针、酒精灯。

（2）针刺穴位：腰夹脊穴、阿是穴、肾俞、秩边、命门、太溪、次髎、膈俞，以及棘突旁压痛点、尻点、伏兔点、腘点、腓点、蹲点等筋结病灶。

（3）针刺方法：常规消毒穴位，将火针置于酒精灯外焰中烧至通红发白，对准穴位迅速垂直深刺约1寸至棘突间隙，然后立即出针，直进直出，动作讯速。出针后立即用消毒棉签按压针孔。隔日治疗1次，5次为1个疗程，1个疗程结束后间隔2日再继续下一个疗程的治疗。

二诊（2019年7月22日）：治疗2个疗程后，患者诉腰部刺痛较前稍缓解，伴双侧髋部疼痛，左侧尤甚，无其他不适。纳可，寐欠佳，二便调。舌淡紫、苔薄白，脉弦涩。

三诊（2019年8月13日）：治疗4个疗程后，患者诉腰部已无明显疼痛，无髋部疼痛，无其他不适。腰部脊柱旁压痛（-），左侧直腿抬高试验（-），左侧"4"字试验（-），双侧髋部无压痛、无放射痛，无皮肤红肿，双下肢肌力、皮肤感觉正常，双下肢腱反射对称存在，病理征未引出。目诊未见明显异常。舌淡红、苔薄白，脉弦。纳寐可，二便调。患者已可正常工作和生活，随访半年，症状未复发。

【按语】《灵枢·官针》曰："病水肿不能通关节者，取以大针。"九曰焠刺，焠刺者，刺燔针则取痹也。"说明在现有的典籍记载中，火针最早的适应证即为关节水肿、痹病。该患者腰部以刺痛为主，迁延难愈，舌紫暗、苔白，脉弦涩，属中医的"腰腿痛"范畴，证属气滞血瘀。患者腰部活动受限，腰部脊柱旁压痛（+），左侧直腿抬高试验（+），左侧"4"字试验（+），腰椎CT平扫提示腰椎退行性变（腰2/3、3/4、4/5椎间盘膨出），腰椎骨质增生。西医诊断"腰椎间盘突出症"明确。壮医称本病为"核尹"，壮医认为本病为腰部负重劳损，复感风寒湿毒邪，肌筋失衡，筋结形成，横络盛加，阻塞龙路、火路，使三气失于同步引起。取腰夹脊穴、阿是穴、肾俞、秩边、命门、太溪、次髎、膈俞，以及棘突旁压痛点、尻点、伏兔点、腘点、腓点、蹲点等筋结病灶进行火针针刺治疗，使温热刺激直达病所，可有效贯通多经气血，通龙路、火路，散结消肿，快速缓解下肢疼痛等症状，改善患者生活质量。壮医火针驱毒疗法治疗腰椎间盘突出症效果显著，在改善症状、减轻疼痛、提高患者生活质量等方面有明显的疗效，优势巨大。

（二）肩周炎

肩周炎亦称粘连性肩关节囊炎、冻结肩，是一种常见的肩部疾患，临床上以肩部广泛压痛，肩关节各方向活动受限为特征，其病理表现为肩部周围软组织慢性非特异性炎症，关节囊与周围组织发生广泛粘连，限制了关节的正常活动。

中医认为本病是由肝肾亏虚，气血不足，血脉周流运行不畅，血虚生痛，加之外感风寒湿邪，血脉凝滞、筋脉失养而致。壮医称肩周炎为"旁巴尹（Bangzm bagin）"，认为由于人体正气亏虚，风毒、寒毒、湿毒等壅滞三道两路，气血运行失衡而发本病。

典型病例1

患者吴某某，女，53岁。2019年9月25日初诊。

【**主诉**】右肩关节疼痛4个月多，加重1个月。

【**病史**】患者4个月前无明显诱因出现右肩部疼痛伴活动受限，呈持续性刺痛，夜间时有痛醒。无放射痛，无肢体麻木，无恶寒发热，无头晕头痛，无心慌胸闷，自行予中药硬膏外敷，症状未见缓解。近期曾到医院骨科住院治疗，行右肩关节MRI平扫，提示右肩炎症改变。予消炎止痛、活血化瘀等治疗，症状缓解后出院。1个月前右肩关节疼痛加重，活动受限明显，穿衣困难，夜间疼痛尤甚。现为求进一步诊治，遂来就诊。症见：右肩关节疼痛，活动受限，穿衣困难，夜间痛甚。无肢体麻木，无感觉异常，无头晕头痛，无恶心呕吐，无恶寒发热等不适。纳可，寐差，二便调。

【**查体**】右肩关节未见明显畸形，未见肌肉萎缩肿胀，局部皮肤颜色正常。左肩关节局部压痛，关节各方向的被动活动和主动活动均明显受限，肩关节活动度（中立位0°法）：外展45°，外旋0°，前屈90°，内旋拇指尖达腰部，肢端血运、感觉、活动正常（患者为右利手）。舌淡红、苔薄白，脉细涩。目诊可见左眼2点方向的肩背反应区有白色同心环，右眼10点方向的血脉粗细不均、弯曲延伸。

【**辅助检查**】

右肩关节DR正侧位片：未见异常。右肩关节MRI平扫：右肩炎症改变。

【诊断】

壮医诊断：旁巴尹（肩痹）。

西医诊断：肩周炎。

【治疗】 采用壮医火针驱毒疗法治疗（如附录图 47 所示）。

（1）针刺器具：常规毫针或专用火针、酒精灯。

（2）针刺穴位：右侧肩井、肩髃、肩前、臂臑、肩贞、曲池、阿是穴等。

（3）针刺方法：常规消毒穴位，将火针置于酒精灯外焰中烧至通红发白，对准穴位迅速垂直刺入 0.3～0.5 厘米后立即出针，直进直出，动作迅速。隔日治疗 1 次，7 次为 1 个疗程。1 个疗程结束后间隔 2 日再继续下一个疗程的治疗。

二诊（2019 年 10 月 23 日）：治疗 2 个疗程后，患者诉右肩关节疼痛较前明显缓解，无活动受限，穿衣自如，无肢体麻木，无感觉异常，无头晕头痛，无恶心呕吐，无恶寒发热等不适。纳寐可，二便调。舌淡红、苔薄白，脉细缓。

【按语】 该例患者以右肩关节疼痛、活动受限、穿衣困难、夜间痛甚为主症，西医诊断"肩周炎"明确，属于中医"痹病"的范畴。壮医认为"疾患并非无中生，乃系气血不均衡"，认为本病是由于人体正气亏虚，风毒、寒毒、湿毒等壅滞三道两路，气血运行失衡而发。取患处局部穴位肩髃、肩前、肩贞，谓之"肩三针"进行火针针刺。其中肩髃属手阳明经，主治肩臂疼痛、上肢不遂；肩前为经外奇穴，主治肩臂痛、上肢关节痛、麻痹、偏瘫；肩贞属手太阳经，主治肩胛疼痛、手臂不举。配合阿是穴可疏通经络，再根据肩部疼痛部位的循行经脉取肩井、臂臑、曲池等穴以舒筋活络、通经止痛。诸穴相配，使毒邪得祛，筋脉疏通，气血调和，疼痛自止。壮医火针驱毒疗法治疗肩周炎疗效确切，值得临床推广应用。

典型病例 2

患者彭某，男，46 岁。2018 年 1 月 8 日初诊。

【主诉】 右肩关节疼痛伴活动受限 1 年多。

【病史】 患者 1 年前因工作劳累后出现右肩关节疼痛伴活动受限，无右上肢疼痛及麻木，发病后未予特殊处理，症状未见好转。2017 年在医院门诊就诊，行右肩关节 MRI 平扫，提示右肩关节冈上肌腱损伤、右肩峰下撞击综合征改变，当时建议患者住院治疗，患者拒绝。现患者为求进一步系统诊治，遂来就诊。症见：右肩关节疼痛伴活动受限，无右上肢疼痛及麻木，无头痛头晕、心慌胸闷等不适，纳寐可，二便调。

【查体】右肩关节未见明显肿胀畸形，未见肌肉萎缩，肩关节前后广泛压痛，上举 30°、前屈 45°、外旋 5°、后伸 45°、内收活动正常；Haskin 征（-）、抗阻力外展试验（-）、外旋试验（-）、背后推离试验（-），右上肢肌力 5 级、肌张力正常，远端血运、肤温及感觉可，桡动脉可触及。舌紫暗、苔白微黄，脉弦涩。目诊可见左眼 2 点方向的肩上肢反应区脉络有瘀点，色鲜红。

【辅助检查】右肩关节 MRI 平扫：右肩关节冈上肌腱损伤，右肩峰下撞击综合征改变。

【诊断】

壮医诊断：旁巴尹（肩痹）。

西医诊断：肩周炎。

【治疗】采用壮医火针驱毒疗法治疗（如附录图 48 所示）。

（1）针刺器具：常规毫针或专用火针、酒精灯。

（2）针刺穴位：右侧肩井、肩髃、肩前、臂臑、肩贞、曲池、阿是穴等。

（3）针刺方法：患者取坐位，用 75% 酒精常规消毒针刺穴位。将针置于酒精灯外焰中烧至通红发白，对准穴位迅速垂直刺入 0.3～0.5 厘米，然后立即出针，直进直出，动作讯速。隔日治疗 1 次，7 次为 1 个疗程，1 个疗程结束后间隔 2 日再继续下一个疗程的治疗。

二诊（2018 年 2 月 5 日）：治疗 2 个疗程后，患者诉右肩关节疼痛明显减轻，无明显活动受限，诸症缓解。舌淡、苔薄白，脉弦涩。再行上述治疗 1 个疗程后，患者病愈，随访 1 年，未见复发。

【按语】肩周炎与老年退行性病变及慢性劳损有关。该患者因工作劳累后出现右肩关节疼痛伴活动受限，根据壮医"毒虚致百病"理论，认为患者因操劳致肝肾亏损，正气亏虚，筋肉肌腱失于濡养，久而化瘀，瘀血未尽，阻滞经脉，又感外来风毒、寒毒、湿毒，壅滞机体三道两路，致肩部气血运行失衡而发本病。患者通过壮医火针驱毒疗法治疗 2 个疗程后，龙路、火路得通，毒邪排出有路可寻，筋脉疏通，气血调和，则疼痛自止，诸症缓解，疗效显著。本法治疗时间短，费用低廉，效果显著，安全可靠，疗效优于西医的封闭治疗，且无明显副作用，是治疗肩周炎行之有效的方法，值得推广。

（三）慢性胃炎

慢性胃炎是指由多种病因引起的慢性胃黏膜炎性反应病变，属中医"胃脘痛""嘈杂""痞满"等病的范畴，临床多表现为上腹痛、饱胀等消化不良症状。目前的确诊和分类方式主要依赖内镜下直接观察和胃黏膜组织活检，根据这两种方式，可将慢性胃炎分为非萎缩性胃炎（浅表性胃炎）和萎缩性胃炎两大类。慢性胃炎在我国是一种常见病、多发病，病程长，易反复发作，有癌变可能，严重影响患者的生活质量，加重患者的经济和心理负担。

壮医称慢性胃炎为"胴尹（dungxin）"，属壮医"谷道病""毒病"的范畴，病因错综复杂。壮医认为，人体正气不足，谷道虚弱，痧、瘴、蛊、毒或风、寒、湿、热等毒邪内侵和阻滞谷道，三道两路不能协调畅通是本病发病的根源。由于谷道与气道、水道相互联系，与龙路、火路息息相关，三道两路相互制约，病程日久、反复发作，则产生恶性循环，致疾病缠绵难愈。临床上表现为一派胃脘疼痛、胃腹胀满、嘈杂不舒、嗳气吐酸、食欲不振等毒盛壅滞的症状。临床病例统计证实，谷道虚弱者，胃镜下可见胃黏膜分泌减少或有不同程度的损害，黏膜充血、水肿、糜烂、溃疡、出血或腺体萎缩，肠上皮化生或呈不典型增生等。

典型病例 1

患者黄某，女，44 岁。2018 年 5 月 24 日初诊。

【主诉】反复胃脘部疼痛 20 多年，加重 1 周。

【病史】患者 20 多年前无明显诱因出现胃脘部烧灼样疼痛，伴有腹胀感，无反酸呃逆，无恶心呕吐，曾先后多次在外院就诊，行胃镜检查，提示"慢性胃窦炎"，予对症治疗后症状改善，但时有反复，饮食不慎时症状加重。

1周前无明显诱因上症再发，遂来就诊。症见：胃脘部隐痛不适，伴腹胀呃逆，饮食不慎时症状加重，自觉时有低热，伴头晕头痛，平素乏力、精神疲倦。无恶寒，无腹痛腹泻，无咳嗽咳痰。纳少，寐差，小便调，大便溏烂。

【查体】腹软，胃脘部轻压痛，无反跳痛，麦氏点压痛（－），墨菲征（－），移动性浊音（－）。舌淡红、苔薄白，脉细。目诊可见左眼白睛6点左右方向的胃肠反应区脉络增粗、曲张呈"Y"字形，黑睛消化环纹理不均匀。

【诊断】

壮医诊断：胴尹（胃痛）。

西医诊断：慢性胃炎。

【治疗】采用壮医火针驱毒疗法治疗（如附录图49所示）。

（1）针刺器具：常规毫针或专用火针、酒精灯。

（2）针刺穴位：膈俞、脾俞、上脘、建里、肝俞、胃俞、中脘、下脘、足三里。

（3）针刺方法：针刺部位严格消毒，将细火针置于酒精灯外焰中烧至通红白亮，对准穴位迅速垂直刺入后立即出针，然后用消毒干棉球按压针孔。因患者久病，可适当留针。针刺深度不宜过深，四肢、腰腹部以 0.2～0.5 寸为宜，胸部以 0.1～0.2 寸为宜，隔日治疗 1 次，7 次为 1 个疗程。

二诊（2018 年 6 月 23 日）：治疗 2 个疗程后，患者胃脘部隐痛改善，腹胀、呃逆症状好转，无明显头晕头痛，无恶寒发热，无腹痛腹泻，无咳嗽咳痰。纳一般，寐欠佳，二便调。

三诊（2018 年 7 月 23 日）：治疗 4 个疗程后，患者胃脘部隐痛明显改善，无腹胀呃逆，无头晕头痛，无恶寒发热，无腹痛腹泻，无咳嗽咳痰，纳寐可，二便调。共治疗 3 个月后患者痊愈。随访半年，诸证未见复发。

【按语】该例患者诊断"胴尹"明确，属壮医"谷道病""毒病"的范畴。患者平素乏力、精神疲倦，舌淡红、苔薄白，脉细，可见其正气不足，谷道虚弱，毒邪乘虚内侵谷道而引发本病。患者胃脘部隐痛、腹胀呃逆、时有低热、头晕头痛等，均是一派毒盛壅滞谷道的症状，且病程日久，反复发作20多年，缠绵难愈。壮医火针疗法也称神火疗法，是壮族民间的独特疗法之一。银针经火烧至通红后，温度很高，刺入人体内的特定穴位，具有很强的去腐生新、拔毒杀菌的作用，可快速消除邪毒，使毒去正复，谷道健运，两路气机宣通，三道两路谐调同步而愈。运用壮医火针驱毒疗法治疗慢性胃炎，疗效优于毫针针刺或药物治疗，值得临床推广运用。

典型病例 2

患者冯某某，女，56 岁。2019 年 2 月 21 日初诊。

【**主诉**】反复胃脘部疼痛十多年，再发加重 1 个月。

【**病史**】患者平素嗜食肥甘厚腻，10 年前无明显诱因出现胃脘部疼痛，呈间歇性隐痛，饥饿时痛甚，进食后可缓解，伴烧心反酸感。无呕吐，无腹胀腹泻，无头晕头痛等不适。曾多次至医院门诊就诊，经治疗后症状可缓解（具体治疗不详）。现症状仍反复发作，遂来就诊。症见：胃脘部疼痛，呈间歇性隐痛，伴烧心反酸感，偶有左肩胛骨下区域及肝区隐痛。无呕吐，无腹痛腹泻，无头晕头痛等不适。纳寐可，小便调，大便烂，每日一行。

【**查体**】形体偏胖，舌淡、苔白腻，脉濡细。目诊可见左眼白睛 6 点左右方向的胃肠反应区脉络增粗、曲张呈"Y"字形，黑睛消化环纹理不均匀；左眼白睛 12 点左右方向的胃肠反应区脉络增粗、曲张呈螺旋状，黑睛消化环纹理不均匀。

【**辅助检查**】电子胃镜：镜下可见胃体、胃窦息肉，并取其活检：胃体息肉，慢性非萎缩性胃窦炎伴隆起糜烂，符合胃底腺息肉特征；胃窦黏膜轻度慢性炎伴个别腺体轻度肠上皮化生。

【**诊断**】

壮医诊断：胴尹（胃痛）。

西医诊断：慢性胃炎。

【**治疗**】采用壮医火针驱毒疗法治疗（如附录图 50 所示）。

（1）针刺器具：常规毫针或专用火针、酒精灯。

（2）针刺穴位：膈俞、脾俞、上脘、建里、肝俞、胃俞、中脘、下脘、足三里。

（3）针刺方法：严格消毒穴位，将针置于酒精灯外焰中烧至通红白亮，对准穴位迅速垂直刺入后立即出针，然后用消毒干棉球按压针孔。因患者久病，可适当留针，待热量散尽后出针，并按压针孔。针刺深度不宜过深，四肢、腰腹部以 0.2～0.5 寸为宜，胸部以 0.1～0.2 寸为宜。隔 2 日治疗 1 次，7 次为 1 个疗程。

二诊（2019 年 3 月 7 日）：治疗 1 个疗程后，患者胃脘部隐痛稍减轻，烧心反酸感缓解，无其他明显不适症状。纳寐可，小便调，大便溏。

三诊（2019 年 4 月 4 日）：治疗 3 个疗程后，患者已无明显不适，纳寐可，二便调。再予上述方法巩固治疗 1 周，并嘱患者注意清淡饮食，均衡营养、饥饱适宜。此后随访将近 1 年，诸证未见复发。

【按语】该患者平素嗜食肥甘厚腻，形体偏胖，湿毒内生，壅滞谷道，气机升降失和，故见胃脘部隐痛、烧心反酸诸症；舌淡、苔白腻，脉濡细，均为谷道气虚、寒湿毒邪困阻之征。患者病史十多年，经多次中西医治疗后症状仍反复发作，缠绵难愈，但经壮医火针驱毒疗法治疗 3 个疗程后收效显著，如拔刺、解结之快速，值得临床推广运用。

（四）糖尿病

糖尿病是一种常见的由代谢失调引起的内分泌疾病，如糖、蛋白质、脂肪、水、电解质代谢紊乱及酸碱平衡失调，一系列代谢紊乱会导致血管及神经等的并发症，严重者甚至致残或致死。主要临床表现为口渴多饮、多尿、多食、消瘦（三多一少），尿有甜味或烦躁口干，容易饥饿或大便秘结，形寒畏冷。

壮医称糖尿病为"屙幽脘（oknyouhvan）"，也称尿甜、啊肉甜、肉赖、消渴，尿甜、啊肉甜和肉赖是独特的壮医病名。人体嘘（气）、勒（血）、精、津等营养物质在谷道、气道内化生，通过龙路、火路的输布滋养脏腑骨肉，同时龙路、火路也是邪毒内侵的主要途径。根据壮医"毒虚致百病"的独特病因理论，毒是外因，虚是内因，两者相因而为病。湿毒是引发糖尿病的主要毒邪，即该病为湿毒积结于龙路、火路所致。

典型病例 1

患者罗某某，男，49 岁。2019 年 4 月 13 日初诊。

【主诉】反复口干、多饮，伴右侧肢体乏力 2 年多。

【病史】患者2年前出现口干、多饮、夜尿频，伴右侧肢体乏力。无多食易饥，无眼突手抖，无心悸心慌等，曾至医院就诊，当时诊断"2型糖尿病"，予胰岛素、阿卡波糖片行降糖等对症治疗，血糖控制平稳后出院。出院后规律至当地医院就诊，平素自测空腹血糖值控制在10～11 mmol/L。现为进一步系统治疗，遂来就诊。症见：口干多饮，伴右侧肢体乏力、麻木，偶有视物模糊，偶有胸闷。无头晕头痛，无恶心呕吐，无发热恶寒，无腹痛腹泻等不适。纳可，寐欠佳，解泡沫尿，夜尿1～2次，大便可。近半年来体重减轻约4千克。

【查体】舌暗淡、苔少，脉沉细。目诊可见双眼白睛血脉散乱，毛细血管末端扩张形成大小不一的红点。

【诊断】

壮医诊断：屙幽脘（消渴）。

西医诊断：2型糖尿病。

【治疗】采用壮医火针驱毒疗法治疗（如附录图51-1、图51-2所示）。

（1）针刺器具：常规毫针或专用火针、酒精灯。

（2）针刺穴位：阿是穴、次髎、大肠俞、胃脘下俞、脾俞、肾俞、内关、太溪、足三里、三阴交、手三里、阳陵泉、血海、丰隆。

（3）针刺方法：常规消毒穴位，将针置于酒精灯外焰中烧至发红透亮，对准穴位迅速垂直刺入后立即出针，直进直出，进针要做到"红、狠、稳、准"，针刺深度以0.2～0.5厘米为宜，每针间隔时间2～3秒。若有出血和透明小水珠，待其自停，不需按压。治疗结束后，用干棉签清理血渍，再用75%酒精消毒后拭干。嘱患者注意避风寒，治疗部位半天内不沾水。每隔3日治疗1次，5次为1个疗程。

二诊（2019年5月28日）：治疗3个疗程后，患者诉口干多饮较前缓解，右侧肢体乏力、麻木稍好转，仍有视物模糊。无胸闷，无头晕头痛，无恶心呕吐等不适。纳可，寐欠佳，仍解泡沫尿，夜尿1～2次，大便可。舌暗淡、苔少，脉沉。自测空腹血糖值控制在8～10 mmol/L。继续按上述方法治疗，并嘱患者少食多餐，保持良好心态。

三诊（2019年7月12日）：治疗6个疗程后，患者诉口干多饮较前明显缓解，右侧肢体乏力、麻木改善，诸症大减，精神大振，自测空腹血糖值控制在 6～9 mmol/L，但仍有视物模糊，余无特殊不适。纳可，寐一般，尿频，大便调。舌淡、苔薄白，脉弦细。继续按上述方法治疗 4 个月，治疗期间血糖控制平稳，自测空腹血糖值控制在 4～7 mmol/L。

【按语】 随着人们饮食习惯和生活环境的改变，糖尿病的患病率和发病率不断升高，严重影响患者的生活质量。现代医学治疗糖尿病的方法主要有糖尿病健康宣教、口服降糖药及注射胰岛素，通过控制血糖水平来预防糖尿病并发症的发生与病程的进展。

2 型糖尿病属中医"消渴"的范畴，中医认为其病因与饮食不节、先天禀赋不足、房劳伤肾、情志失调有关，痰湿为主要致病因素。壮医根据"毒虚致百病"病因理论，认为糖尿病的病因主要为"虚"和"湿"，内有本虚，外有湿毒，即人体正气虚衰，外因湿毒内侵机体，积结于龙路、火路而发病。该例患者通过壮医火针驱毒疗法治疗，选取阿是穴、足三里、三阴交、胃脘下俞、脾俞、肾俞、内关、太溪、手三里、阳陵泉、血海、丰隆等穴位，诸穴合用，共奏固本培元、调和气血、濡养筋脉、疏通龙路和火路气机之功效，使湿毒得祛，并可有效增强胰岛素的分泌，控制血糖，达到标本兼治的目的。

糖尿病是壮族地区的常见疾病，壮族人民在历史发展的长河中积累了丰富的防治糖尿病的经验，在该病的治疗上有独到的认识、丰富的技法、众多的方药。临床运用壮医火针驱毒疗法治疗糖尿病疗效显著，值得临床大力推广。

典型病例 2

患者覃某某，男，59 岁。2018 年 3 月 3 日初诊。

【主诉】 反复口干、多饮 3 年多，头晕 2 个月。

【病史】 患者 3 年前出现口干、多饮，无多尿，无多食易饥，无体重下降，无心悸手抖等，在医院查糖化血红蛋白A1C：7.50%；糖耐量试验：空腹血糖 8.38 mmol/L，餐后2小时血糖14.48 mmol/L，明确诊断为"2型糖尿病"，予盐酸二甲双胍缓释片（0.5克/片）每日2次口服控制血糖，未监测血糖，血糖控制情况不详。近2个月出现头晕，呈昏沉感，伴视物模糊，双下肢轻度浮肿，无胸闷心慌，无恶心呕吐，无恶寒发热，遂来就诊。症见：口干、多饮，伴头晕，呈昏沉感，视物模糊，左肩关节疼痛，双下肢轻度浮肿。无眼睑浮肿，无肢体麻木，无恶心呕吐，无胸闷心慌，无发热恶寒，无咳嗽咳痰。纳寐差，解泡沫尿，大便正常。近期体重无明显变化。

【查体】双下肢轻度浮肿，舌暗淡、苔少，脉细。目诊可见双眼白睛血脉散乱，毛细血管末端扩张形成大小不一的红点。

【诊断】

壮医诊断：屙幽脘（消渴）。

西医诊断：2型糖尿病。

【治疗】采用壮医火针驱毒疗法治疗（如附录图52-1、图52-2所示）。

（1）针刺器具：常规毫针或专用火针、酒精灯。

（2）针刺穴位：阿是穴、大椎、昆仑、足三里、三阴交、胃脘下俞、脾俞、肾俞、肩三针、阳陵泉、血海、丰隆。

（3）针刺方法：常规消毒穴位，将针尖和针身前2/3置于酒精灯外焰中烧至发红透亮，对准穴位迅速垂直刺入后立即出针，直进直出，进针要做到"红、狠、稳、准"，针刺深度以0.2～0.5厘米为宜，每针间隔时间2～3秒。若有出血和透明小水珠时，待其自停，不需按压。治疗结束后，用干棉签清理血渍，再用75%酒精消毒后拭干。嘱患者注意避风寒，治疗部位半天内不沾水。每隔3日治疗1次，5次为1个疗程。

二诊（2018年4月17日）：治疗3个疗程后，患者口干、多饮稍好转，头晕明显改善，仍有视物模糊。无左肩关节疼痛，无双下肢浮肿，无眼睑浮肿，无肢体麻木，无恶心呕吐，无胸闷心慌，无发热恶寒，无咳嗽咳痰。舌暗淡、苔少，脉细。纳寐欠佳，解泡沫尿，大便正常。

三诊（2018年6月1日）：治疗6个疗程后，患者口干、多饮症状明显好转，无明显头晕、视物模糊，无其他不适症状。舌淡、苔薄白，脉弦细。纳寐一般，二便尚可。自测空腹血糖值维持在4.00～6.80 mmol/L，餐后2小时血糖值维持在7.10～10.27 mmol/L。

【按语】该例患者诊断为"2型糖尿病"明确，出现口干、多饮等典型糖尿病症状，并伴随头晕、视物模糊等糖尿病神经性并发症，长期行中西医治疗，但效果欠佳。壮医认为，所谓毒是指各种病因对人体造成伤害以及伤害的程度，2型糖尿病与身体积毒密切相关，通过壮医火针驱毒疗法治疗，可疏通龙路、火路气机，排出患者体内毒素。积极治疗 6 个疗程后，患者症状改善明显。大量临床实践表明，壮医火针驱毒疗法治疗糖尿病及其并发症具有显著效果，值得临床大力推广运用。

（五）类风湿性关节炎

类风湿性关节炎是一种自身免疫缺陷性疾病，以手足小关节压痛、肿胀、滑膜破坏等为主要表现。现代医学认为，类风湿性关节炎患者的机体存在明显异常免疫反应及滑膜炎症，故多认为其发病可能与慢性炎症细胞浸润关节滑膜组织生成血管翳有关。目前类风湿性关节炎的治疗主要以药物治疗为主，但副作用较大。

壮医认为，类风湿性关节炎属于"发旺（fatvuengh）"的范畴，强调毒邪致病，根本原因是人体正气亏虚，风、寒、湿等邪毒乘虚入侵，阻碍龙路、火路运行，致气血运行不畅，气滞血瘀，天、地、人三气失于同步而发病。

典型病例 1

患者何某某，男，65 岁。2017 年 8 月 12 日初诊。

【主诉】双手反复晨僵、疼痛 4 年，加重 2 个月。

【病史】患者 4 年前出现双手晨僵、疼痛，活动后可缓解，伴有双踝疼痛。无关节肿胀，无脱发，无红斑，曾至医院就诊，当时查类风湿因子 48.5 IU/ml；ACCP 阳性，SS－A 阳性，SS－B 阳性。明确诊断为"类风湿性关节炎"，服用羟氯喹等药物治疗，症状明显好转后自行停药。近 2 个月，上症晨起尤甚，左腕出现肿胀，双踝疼痛，以右踝为甚。3 个月前曾于医院门诊就诊，查血沉 70 mm/h；风湿三项：类风湿因子 73.30 IU/ml，为求壮医治疗，遂来就诊。症见：双手多处关节僵硬、疼痛，左腕、右踝疼痛明显，晨起尤甚，活动后可缓解，气候剧变则痛剧，遇寒痛增，得温痛减，无口腔溃疡，无脱发，无红斑，无发热恶寒，无咳嗽咳痰。纳寐尚可，二便调。

【查体】多处手指关节压痛，左腕、右指关节明显，活动稍受限。右踝疼痛伴活动受限，局部肤温高。舌淡红、苔薄白，脉沉紧。目诊可见右眼白睛 12 点至 1 点方向的血脉根部粗大，弯曲延伸，色暗红，末端可见瘀点。

【诊断】

壮医诊断：发旺（痹病）。

西医诊断：类风湿性关节炎。

【治疗】采用壮医火针驱毒疗法治疗（如附录图53-1、图53-2所示）。

（1）针刺器具：常规毫针或专用火针、酒精灯。

（2）针刺穴位：局部阿是穴。

（3）针刺方法：小关节多用细火针。常规消毒皮肤，将针置于酒精灯外焰中烧至通红，对准穴位迅速准确地垂直刺入0.1～0.5寸，并迅速出针，疾进疾出，浅而点刺。较大关节和大关节多用中火针，针刺角度以所选穴位的解剖结构而定，针刺深度多为0.5～2.0寸，深而速刺，疾进疾出。出针后用消毒棉球按压针孔片刻以减少疼痛、出血并保护针孔。每日治疗1次，7次为1个疗程。

二诊（2017年8月27日）：治疗2个疗程后，患者诉双手多处关节僵硬、疼痛较前缓解，左腕、右踝疼痛亦减轻，但气候剧变时疼痛仍会加重。舌淡红、苔薄白，脉沉紧。

三诊（2017年9月11日）：治疗4个疗程后，患者诉无明显双手关节僵硬、疼痛，左腕、右踝已无疼痛，诸症皆消，复查类风湿因子等指标均正常。纳寐可，二便调。随访1年，未见复发。

【按语】该患者反复双手晨僵、疼痛多年，西医诊断"类风湿性关节炎"明确。该病属中医"痹病"的范畴，又可称为"周痹""历节""顽痹""骨痹"等。"痹"首见于《黄帝内经·素问》，《素问·痹论篇》载："风寒湿三气杂至，合而为痹也。"认为风寒湿三气夹杂侵袭人体，壅塞经络，闭阻气血是其病机。壮医认为，本病属"发旺"的范畴，根据壮医"毒虚致百病"及"三道两路"等理论，考虑患者年老体衰，人体正气亏虚，脏腑亏损，风、寒、湿等邪毒乘虚入侵，正气无力抗邪，邪毒羁留日久，蕴结不解，阻滞龙路、火路，致气血运行不畅，气滞血瘀，天、地、人三气不能同步而发病。运用壮医火针驱毒疗法治疗，用加热的针具作用于局部阿是穴，调节龙路、火路气机，畅通两路，平衡气血，使天、地、人三气同步协调运行，使毒邪有路可出，从而迅速改善患者关节肿胀、疼痛等症状，疗效显著。

典型病例 2

患者许某某，女，45 岁。2019 年 2 月 1 日初诊。

【主诉】反复四肢关节疼痛 4 个多月。

【病史】患者 4 个月前开始出现四肢关节疼痛，以双侧指间关节、双腕关节、双肩关节、双膝关节、双踝关节为主，伴晨僵，持续数小时不等，双手掌、双脚掌有麻木感，活动后稍缓解。无雷诺现象，无光过敏现象，无肌痛、肌无力，无口干、眼干，无面部红斑等，曾至医院门诊就诊（具体治疗不详），明确诊断"类风湿性关节炎"，现为系统治疗，遂来就诊。症见：四肢关节疼痛，以双侧指间关节、双腕关节、双肩关节、双膝关节、双踝关节为主，局部肤温高，夜间加重。伴晨僵，持续数小时不等，双手掌、双脚掌有麻木感，活动后稍缓解，双下肢轻度水肿。无雷诺现象，无光过敏现象，无肌痛、肌无力，无口干、眼干，无面部红斑，无皮肤脱屑，无明显脱发，无头晕头痛，偶有咳嗽，咳少量白黏痰，不易咳出，无发热恶寒，无胸闷胸痛。纳寐尚可，二便正常。

【查体】四肢无畸形，双手中指、无名指指间关节肿大，双腕关节、双肩关节压痛，双膝关节、双踝关节稍肿胀、肤温稍高、肤色正常，双下肢轻度凹陷性水肿，无下肢静脉曲张。舌淡紫、苔薄白，脉弦涩。目诊可见右眼白睛 12 点至 1 点方向的血脉根部粗大、弯曲延伸、色暗红，末端可见瘀点。

【辅助检查】肝功能：白蛋白 26.40 g/L。风湿三项：C－反应蛋白 28.11 mg/L，类风湿因子 754.80 IU/nL，红细胞沉降率 136 mm/h。抗双链 DNA 抗体定量：抗双链 DNA 抗体 24.2154，抗核抗体弱阳性反应。抗 ENA 抗体十二项：抗环瓜氨酸肽抗体阳性反应；葡萄糖 6－磷酸脱氢酶测定、免疫球蛋白、补体 C3 未见异常。右手 MRI 平扫，考虑右手及右腕关节滑膜炎，类风湿性关节炎所致可能性大。

【诊断】

壮医诊断：发旺（痹病）。

西医诊断：类风湿性关节炎。

【治疗】采用壮医火针驱毒疗法治疗（如附录图 54-1、图 54-2 所示）。

（1）针刺器具：常规毫针或专用火针、酒精灯。

（2）针刺穴位：局部阿是穴。

（3）针刺方法：小关节多用细火针。常规消毒皮肤，将针置于酒精灯外焰中烧至通红，对准穴位迅速准确地垂直刺入 0.1～0.5 寸，并迅速出针，疾进疾出，浅而点刺。较大关节、大关节多用中火针，针刺角度以所选穴位的解剖结构而定，针刺深度多为 0.5～2.0 寸，深而速刺，疾进疾出。出针后用消毒棉球按压针孔片刻以减少疼痛、出血并保护针孔。每日治疗 1 次，7 次为 1 个疗程。

二诊（2019 年 2 月 15 日）：治疗 2 个疗程后，患者诉四肢关节疼痛较前减轻，夜间仍痛甚，伴晨僵，持续半小时左右，双手掌、双脚掌麻木感较前减轻，活动后稍缓解，无其他不适。舌淡紫、苔薄白，脉弦涩。纳寐尚可，二便正常。

三诊（2019 年 3 月 2 日）：治疗 4 个疗程后，患者诉四肢关节疼痛明显减轻，伴晨僵，持续 15 分钟左右，双手掌、双脚掌已无麻木感，无其他不适。舌淡紫、苔薄白，脉弦涩。纳寐尚可，二便正常。按上述方法继续治疗 1 个月后患者痊愈，随访半年，未复发。

【按语】类风湿性关节炎的发病率和致残率较高，对劳动力的影响很大，严重危害人们的身心健康，影响人们的正常工作和生活，该病的预防和治疗现已成为世界性攻关项目之一。本例患者通过运用壮医火针驱毒疗法治疗一段时间后，症状改善明显。从现代医学的角度分析，火针能够对人体大脑皮层、自主神经系统、内分泌系统、免疫系统及各个脏器组织产生一定的调整作用，并通过增强机体细胞与体液的免疫功能促进代谢与细胞修复。壮医火针驱毒疗法能有效改善类风湿性关节炎患者的临床症状，调节机体免疫力，迅速恢复机体功能，且无不良反应，值得推广应用。

附录　壮医解毒七疗术临床应用图片

一、壮医刮痧排毒疗法临床应用图片

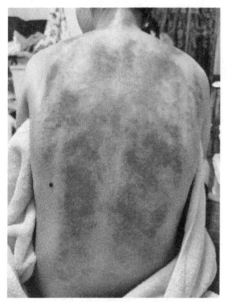

图 1　腰痛典型病例 1 治疗图片

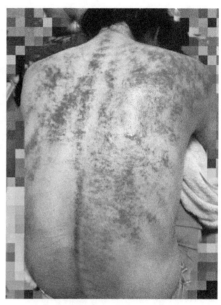

图 2　腰痛典型病例 2 治疗图片

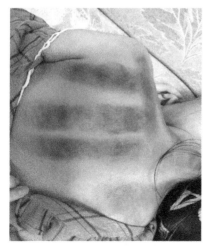

图 3-1　肩周炎典型病例 1 治疗图片

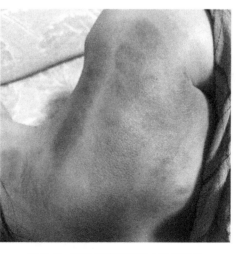

图 3-2　肩周炎典型病例 1 治疗图片

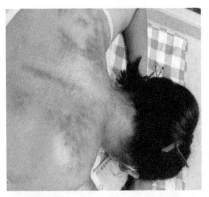

图 4　肩周炎典型病例 2 治疗图片

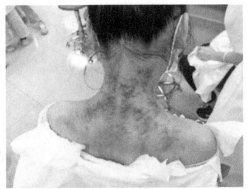

图 5　颈椎病典型病例 1 治疗图片

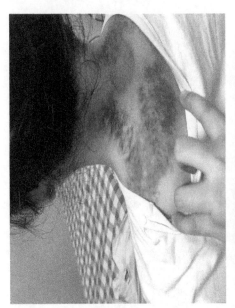

图 6-1　颈椎病典型病例 2 治疗图片

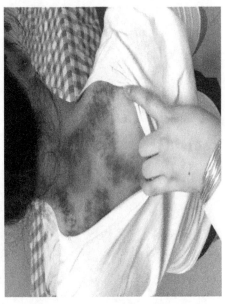

图 6-2　颈椎病典型病例 2 治疗图片

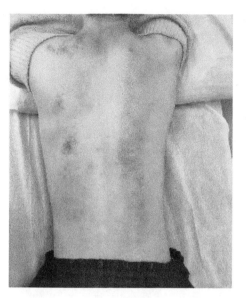

图 7 小儿发热典型病例 1 治疗图片

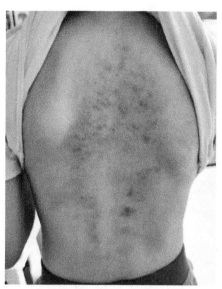

图 8 小儿发热典型病例 2 治疗图片

二、壮医药线点灸清毒疗法临床应用图片

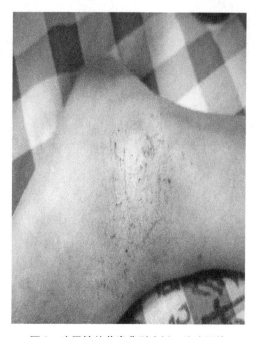

图 9 痛风性关节炎典型病例 1 治疗图片

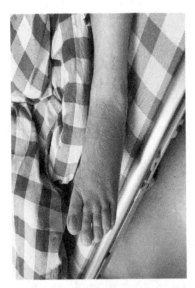

图 10-1 痛风性关节炎典型病例 2
治疗图片

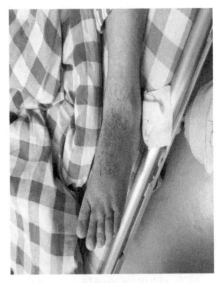

图 10-2 痛风性关节炎典型病例 2
治疗图片

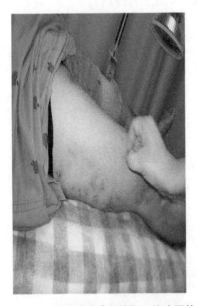

图 11-1 带状疱疹典型病例 1 治疗图片

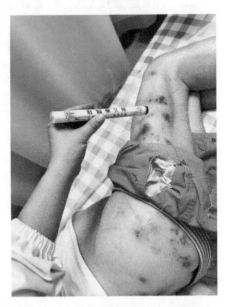

图 11-2 带状疱疹典型病例 1 治疗图片

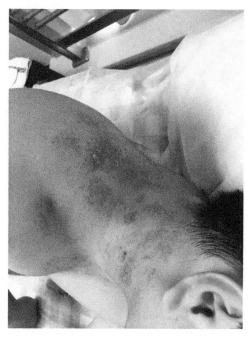

图 12　带状疱疹典型病例 2 治疗图片

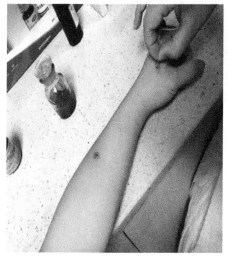

图 13-1　荨麻疹典型病例 1 治疗图片

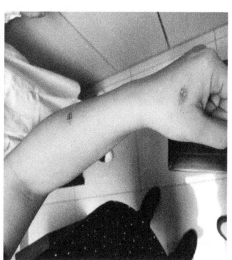

图 13-2　荨麻疹典型病例 1 治疗图片

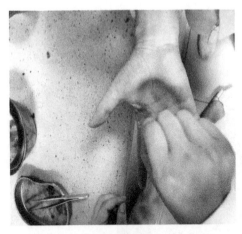
图 14-1　荨麻疹典型病例 2 治疗图片

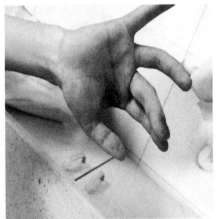
图 14-2　荨麻疹典型病例 2 治疗图片

三、壮医热敏探穴针刺逐毒疗法临床应用图片

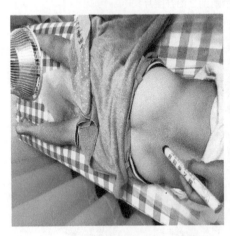
图 15-1　原发性痛经典型病例 1 治疗图片

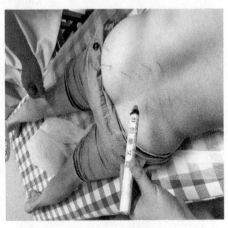
图 15-2　原发性痛经典型病例 1 治疗图片

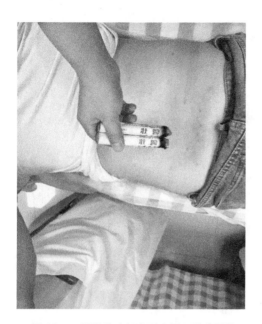

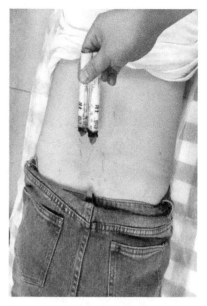

图 16-1　原发性痛经典型病例 2 治疗图片　　图 16-2　原发性痛经典型病例 2 治疗图片

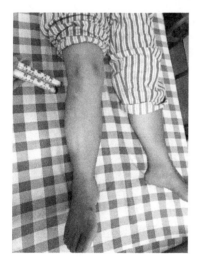

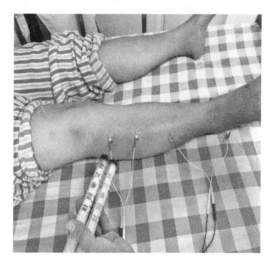

图 17-1　膝骨关节炎典型病例 1　　　　　图 17-2　膝骨关节炎典型病例 1
　　　　　治疗图片　　　　　　　　　　　　　　　　治疗图片

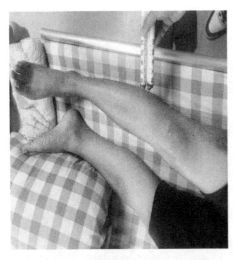
图 18-1 膝骨关节炎典型病例 2 治疗图片

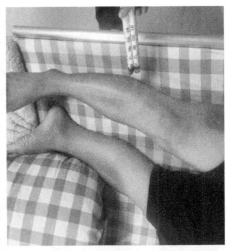
图 18-2 膝骨关节炎典型病例 2 治疗图片

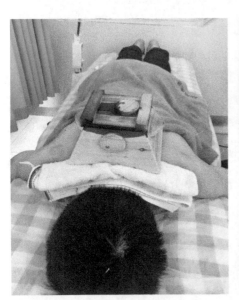
图 19-1 眩晕典型病例 1 治疗图片

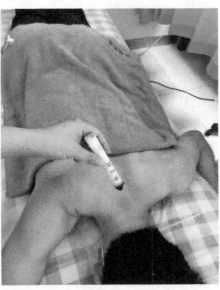
图 19-2 眩晕典型病例 1 治疗图片

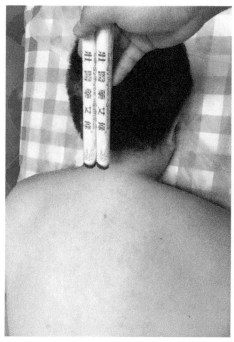

图 20-1 眩晕典型病例 2 治疗图片

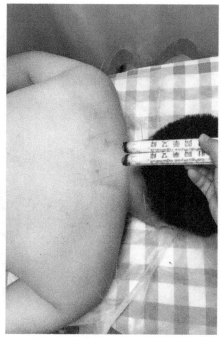

图 20-2 眩晕典型病例 2 治疗图片

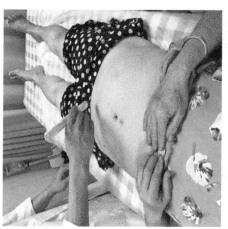

图 21-1 癌病典型病例 1 治疗图片

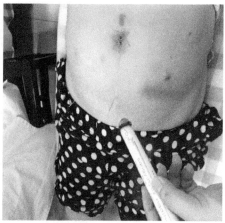

图 21-2 癌病典型病例 1 治疗图片

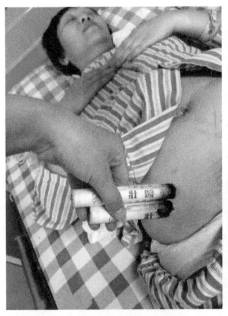
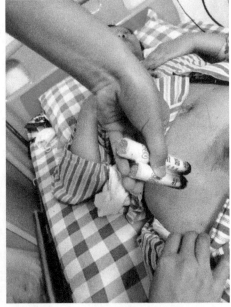

图 22-1　癌病典型病例 2 治疗图片　　　图 22-2　癌病典型病例 2 治疗图片

四、壮医药物竹罐拔毒疗法临床应用图片

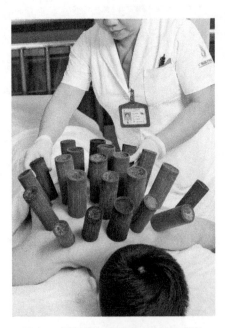

图 23　腰肌劳损典型病例 1 治疗图片

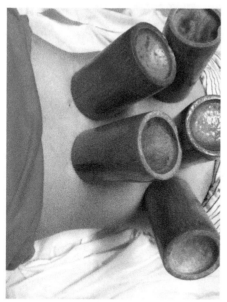

图 24-1　腰肌劳损典型病例 2 治疗图片

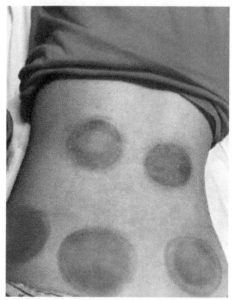

图 24-2　腰肌劳损典型病例 2 治疗图片

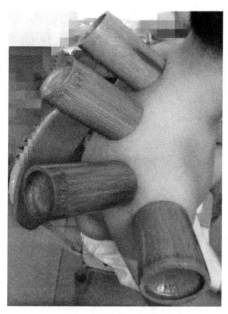

图 25-1　肩周炎典型病例 1 治疗图片

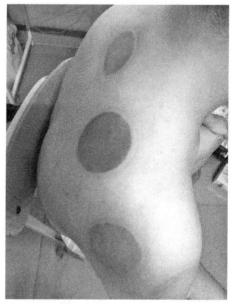

图 25-2　肩周炎典型病例 1 治疗图片

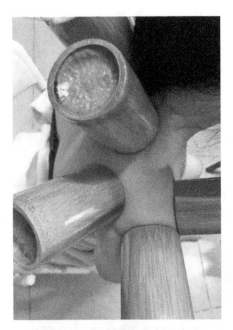

图 26-1　肩周炎典型病例 2 治疗图片

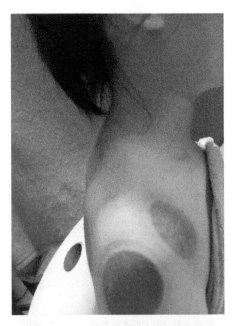

图 26-2　肩周炎典型病例 2 治疗图片

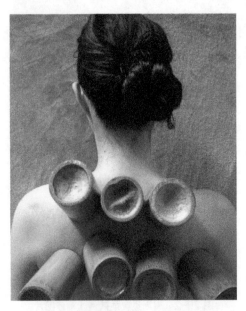

图 27　痹病典型病例 1 治疗图片

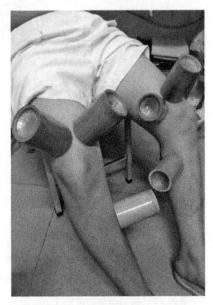

图 28　痹病典型病例 2 治疗图片

五、壮医皮肤针祛毒疗法临床应用图片

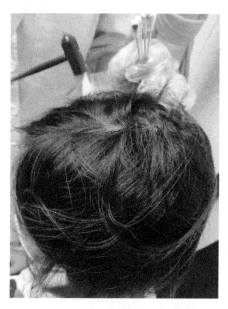

图 29 失眠典型病例 1 治疗图片

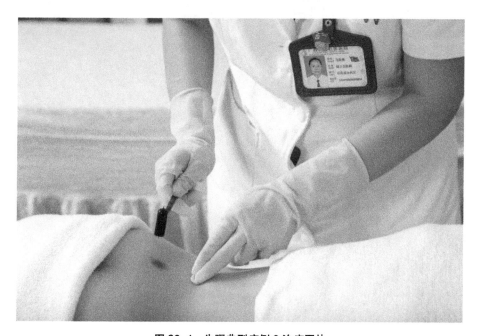

图 30-1 失眠典型病例 2 治疗图片

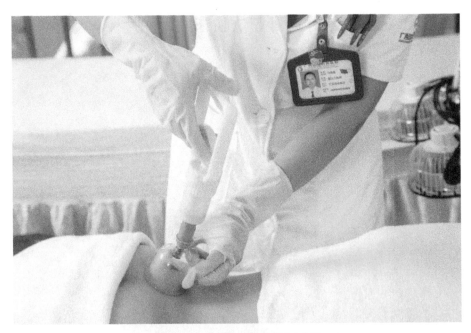

图 30-2 失眠典型病例 2 治疗图片

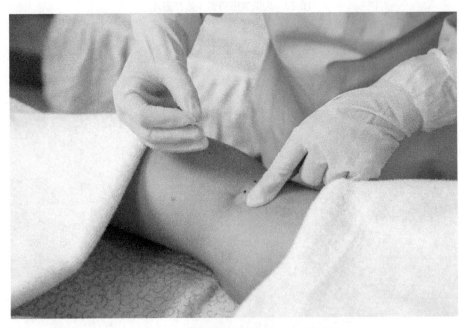

图 31-1 中风后遗症典型病例 1 治疗图片

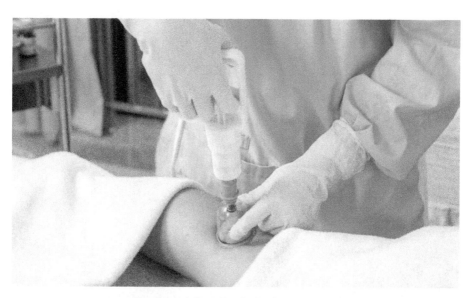

图 31-2 中风后遗症典型病例 1 治疗图片

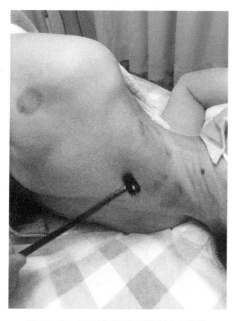

图 32-1 偏头痛典型病例 1 治疗图片

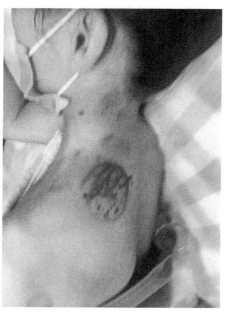

图 32-2 偏头痛典型病例 1 治疗图片

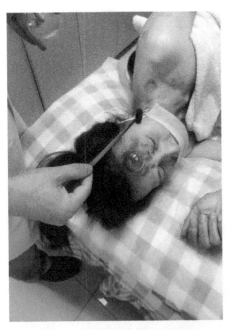
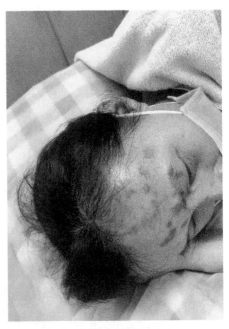

图 33-1　偏头痛典型病例 2 治疗图片　　　　图 33-2　偏头痛典型病例 2 治疗图片

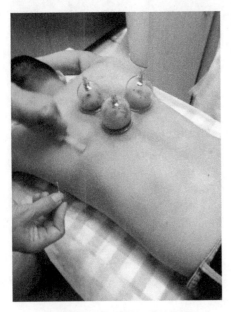
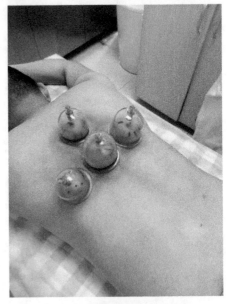

图 34-1　带状疱疹后遗神经痛
典型病例 1 治疗图片

图 34-2　带状疱疹后遗神经痛
典型病例 1 治疗图片

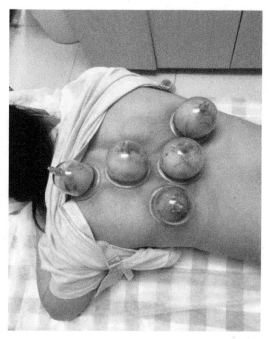

图35 带状疱疹后遗神经痛典型病例2治疗图片

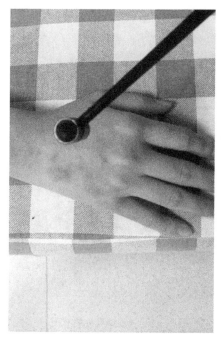

图36-1 湿疹典型病例2治疗图片

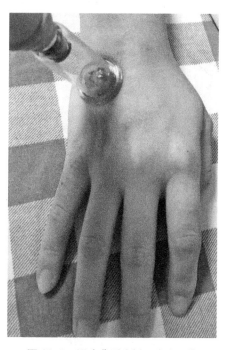

图36-2 湿疹典型病例2治疗图片

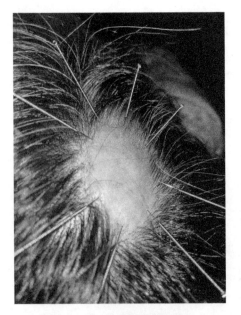

图 37-1　脱发典型病例治疗图片

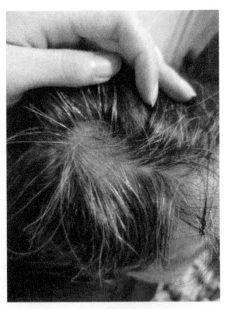

图 37-2　脱发典型病例治疗图片

六、壮医刺血泄毒疗法临床应用图片

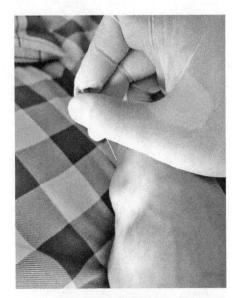

图 38-1　急性痛风性关节炎
典型病例 1 治疗图片

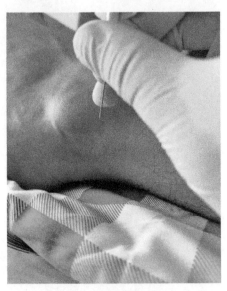

图 38-2　急性痛风性关节炎
典型病例 1 治疗图片

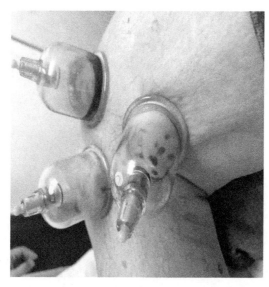

图 39　急性痛风性关节炎典型病例 2 治疗图片

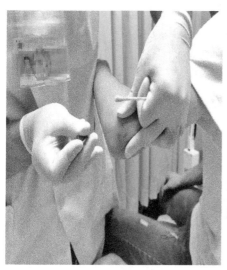

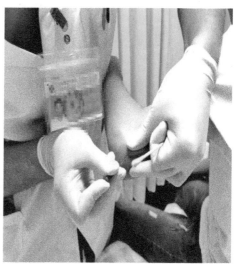

图 40-1　肱骨外上髁炎典型病例 1 治疗图片　　图 40-2　肱骨外上髁炎典型病例 1 治疗图片

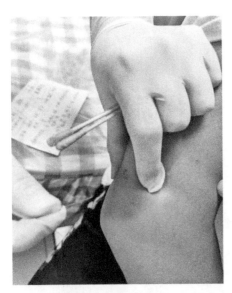

图 41-1　肱骨外上髁炎典型病例 2 治疗图片

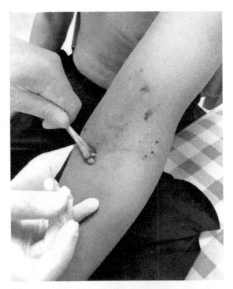

图 41-2　肱骨外上髁炎典型病例 2 治疗图片

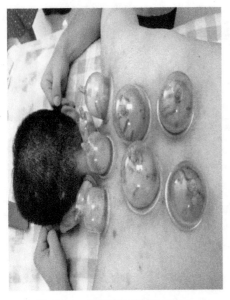

图 42-1　痧病典型病例治疗图片

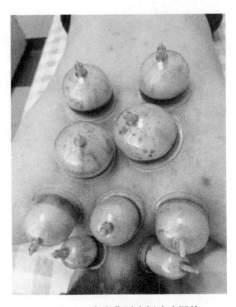

图 42-2　痧病典型病例治疗图片

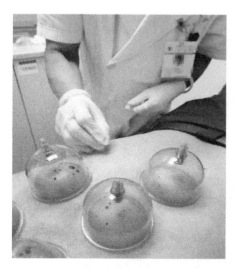

图 43-1　慢性疲劳综合征
典型病例 1 治疗图片

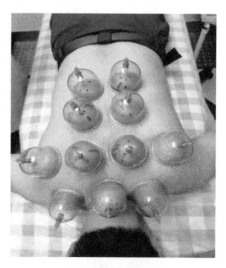

图 43-2　慢性疲劳综合征
典型病例 1 治疗图片

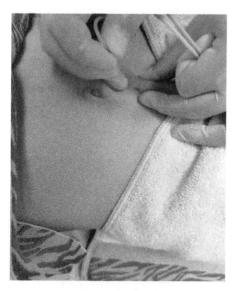

图 44-1　慢性疲劳综合征
典型病例 2 治疗图片

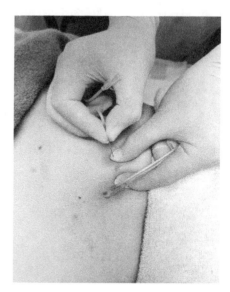

图 44-2　慢性疲劳综合征
典型病例 2 治疗图片

七、壮医火针驱毒疗法临床应用图片

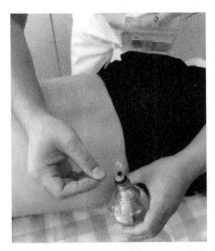
图 45　腰椎间盘突出症典型病例 1 治疗图片

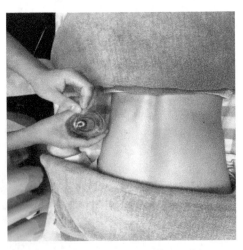
图 46　腰椎间盘突出症典型病例 2 治疗图片

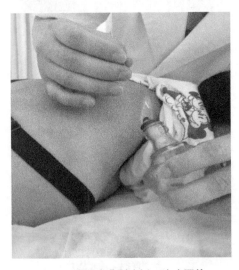
图 47　肩周炎典型病例 1 治疗图片

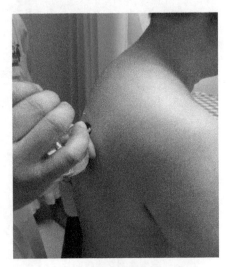
图 48　肩周炎典型病例 2 治疗图片

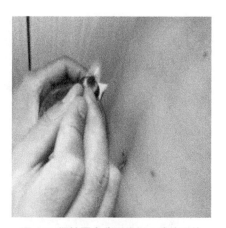

图 49　慢性胃炎典型病例 1 治疗图片

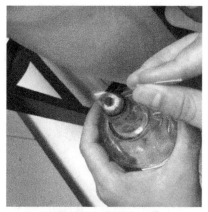

图 50　慢性胃炎典型病例 2 治疗图片

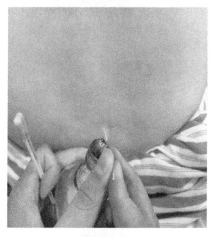

图 51-1　糖尿病典型病例 1 治疗图片

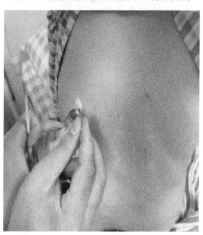

图 51-2　糖尿病典型病例 1 治疗图片

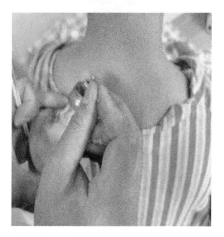

图 52-1　糖尿病典型病例 2 治疗图片

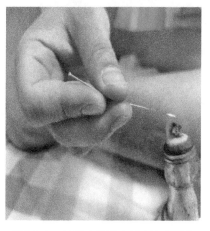

图 52-2　糖尿病典型病例 2 治疗图片

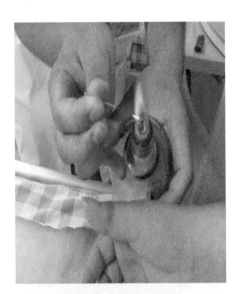

图 53-1　类风湿性关节炎
典型病例 1 治疗图片

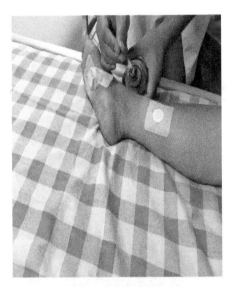

图 53-2　类风湿性关节炎
典型病例 1 治疗图片

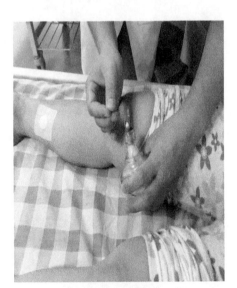

图 54-1　类风湿性关节炎
典型病例 2 治疗图片

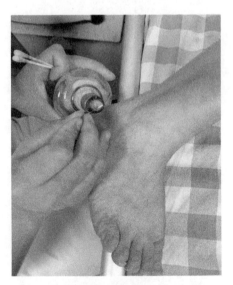

图 54-2　类风湿性关节炎
典型病例 2 治疗图片